D. METZGER

LA VIVISECTION

EST-ELLE

UNE SCIENCE ?

> Tous les systèmes fondés sur la physiologie expérimentale sont faux.
>
> NÉLATON

Prix : 1 franc

PARIS
LIBRAIRIE UNIVERSELLE
41, Rue de Seine, 41

—

1889

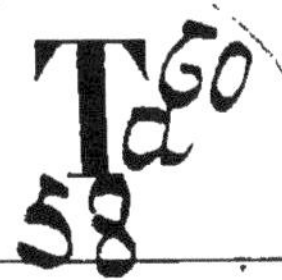

LA VIVISECTION

EST-ELLE UNE SCIENCE ?

D. METZGER

LA VIVISECTION

EST-ELLE

UNE SCIENCE ?

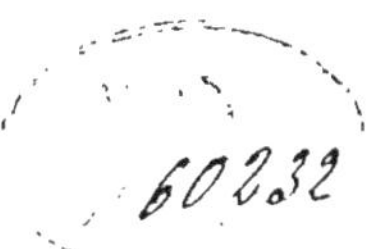

> Tous les systèmes fondés sur la
> physiologie expérimentale sont faux.
>
> NÉLATON

Prix : 1 franc

PARIS

LIBRAIRIE UNIVERSELLE

41, Rue de Seine, 41

—

1889

PRÉFACE

Le titre donné à cette brochure pourra paraître impertinent à quelques-uns de ceux qui pratiquent la physiologie expérimentale. L'est-il réellement ? C'est aux faits à répondre !

Laissons-leur la parole ! (1)

D. METZGER

Genève, le 24 Décembre 1888.

(1) Il ne s'agit pas ici d'une œuvre littéraire, mais de l'analyse d'un certain nombre de travaux sur la physiologie expérimentale, analyse où je me suis tenu le plus près qu'il m'a été possible du texte même des auteurs. Je prie qu'on ne l'oublie pas.

Je dois faire observer également que toutes les phrases soulignées le sont par moi.   D. M

LA
VIVISECTION
EST-ELLE
UNE SCIENCE ?

De la glycogénie

Cl. Bernard avait remarqué, ou cru remarquer, qu'il n'existait point de sucre dans le sang de la veine-porte des animaux nourris de viande. Cette constatation l'avait amené à attribuer au foie la propriété de sécréter du sucre.

Voici de quelle manière il avait cru pouvoir prouver, et le fait de l'absence du sucre dans le sang de la veine-porte, et la conclusion qu'il avait basée sur ce fait. Étant donné un animal en état de digestion d'un repas de viande, on lui ouvre l'abdomen pour dégager la veine-porte, qui, on le sait, amène au foie le sang des veines de la plupart des viscères abdominaux. A la veine ainsi mise à nu, on pratique une saignée. On recueille le sang et on le soumet à l'analyse chimique, qui n'y laisse pas apercevoir la moindre trace de sucre.

Cependant le foie contient toujours des matières sucrées en plus ou moins grande abondance. Et ces matières ne lui étant pas fournies du dehors, il était naturel, il était logique d'admettre, ainsi que le fit Cl. Bernard, qu' « *à cet organe est dévolue la propriété de fabriquer du sucre pour les besoins de l'économie.* »

Mais voici qu'un autre savant, M. L. Figuier, reprenant l'expérience de Cl. Bernard, *convainquit celui-ci d'erreur,* en démontrant, par une analyse plus minutieuse, l'existence du sucre dans le sang de la veine-porte des animaux nourris exclusivement de viande.

Dès lors, la fonction glycogénique du foie était ruinée par sa base. Qu'allait faire Cl. Bernard ? Tout d'abord il *nia énergiquement l'existence du sucre dans le sang de la veine-porte chez les animaux carnivores.* C'est qu'on a beau être savant, on n'en est pas moins homme ; et si l'on se targue volontiers de son dévouement à la science, de son amour pour la science, on ne se décide qu'à contre-cœur à revenir sur les opinions erronées dont on s'est une fois constitué le défenseur.

L'Académie des sciences, embarrassée en présence des affirmations contradictoires des deux champions plaidant pour et contre la glycogénie du foie, chargea une commission, choisie dans son sein, d'étudier le point en litige. Après examen, il fallut se rendre à l'évidence : L. Figuier avait été meilleur observateur que Cl. Bernard.

Ajoutons que celui-ci ne se rendit pas sans avoir vaillamment combattu. Vers la fin de 1855, tandis que se débattait la question de la glycogénie, il essaya, par un coup de théâtre, hardi autant qu'imprévu, de réduire son contradicteur au silence. Ayant pris le foie d'un animal, il le hacha en morceaux et le lava jusqu'à ce que les dernières traces de sucre en eussent disparu. Il abandonna ensuite au contact de l'air et de l'eau, ce foie haché et expurgé de sucre, et, chose curieuse, au bout d'un certain laps de temps on y constata de nouveau la présence du sucre.

Il était impossible que ce sucre provînt d'ailleurs que du foie lui-même. En sorte que, suivant Cl. Bernard, *cet organe aurait la propriété de sécréter du sucre même post mortem.*

C'était là une conclusion étrange, et qui étonna à bon droit. Car une fonction physiologique — et la glycogénie n'était pas autre chose dans la pensée de Cl. Bernard — une fonction physiologique est une fonction propre aux êtres vivants. Quant à des « sécrétions posthumes », elles ne sauraient être qu' « un phénomème cadavérique, un effet de décomposition putride. »

Et c'est bien ainsi qu'il convient d'expliquer la présence du sucre dans le foie haché et lavé comme il a été dit ci-dessus. Le foie contient en effet, outre le sucre et la bile qu'un lavage un peu prolongé fait disparaitre, une sorte de fécule, la dextrine ou le prétendu glycogène qui, moins soluble, y demeure intacte après ce lavage, et ne se transforme en sucre, par la fermentation, qu'au bout de quelques jours.

Battu, ne pouvant décidément plus soutenir la thèse de la non-existence du sucre dans la veine-porte, Cl. Bernard fait tout à coup une volte-face étonnante. Il trouve du sucre, non plus seulement dans le sang de cette veine, mais aussi dans le sang des veines de toutes les parties du corps.

Est-ce à dire qu'il abandonne son idée première de la fonction glycogénique du foie? Nullement; il explique, tout au contraire, que ce sucre, qui se trouve partout dans le sang, n'a pas d'autre origine ni d'autre cause que le soi-disant glycogène, substance qui, sécrétée par le foie, s'y accumulerait et y serait progressivement transformée en sucre, que le sang charrierait à mesure à travers les organes.

Mais d'autres champions se lèvent. La bataille recommence ou plutôt continue. Louis Figuier avait ruiné la thèse de l'absence du sucre dans le sang de la veine-porte. En 1858, André Sanson démontra que *le glycogène était tout simplement une sorte de dextrine qui provenait, non du foie lui-même, comme le voulait Cl. Bernard, mais des matières amylacées qui, à demi digérées dans l'intestin, s'introduisent dans le foie avec le sang de la veine-porte, pendant la digestion.*

Une preuve, entre autres, que le sucre qui existe dans l'économie provient de l'alimentation — et non de quelque autre cause plus ou moins hypothétique — se tire de ce fait. Chez un diabétique, soumis au seul régime animal, c'est-à-dire ne se nourrissant que de viande, la quantité de sucre évacuée par les urines diminue très rapidement, à ce point qu'en très peu de jours — trois ou quatre, — elle se trouve réduite à 3 ou 4 grammes par vingt-quatre heures, au lieu qu'auparavant elle était de 70 à 80 grammes dans le même espace de temps.

Or, qu'a-t-on supprimé dans ce cas? Est-ce le foie? — Evidemment non. — Quoi donc? — Les matières féculentes qui sont la cause de la présence du sucre dans le foie. En douterait-on? Qu'on permette au malade de manger du pain, des pâtes, des fruits, et presque aussitôt l'évacuation du sucre atteindra de nouveau les proportions ci-dessus indiquées (1).

N'oublions pas de rappeler encore cette observation de L. Figuier : On ne trouve dans le foie qu'un seul genre de cellule. Cela suppose qu'il n'est anatomiquement organisé que pour une seule sécrétion. Or, comme il est indubitablement le théâtre de la sécrétion de la bile, il en résulte qu'il ne saurait être en même temps celui de la sécrétion du glycogène.

Qu'on ne croie pas que la question soit résolue ! Les expériences et les contradictions dont il vient d'être très brièvement question, n'ont servi en quelque sorte qu'à amorcer la discussion, qu'à préparer le terrain ou devaient se livrer les combats futurs. Il y a plus de trente ans que les premières escarmouches ont eu lieu, et *la lutte continue ardente, acharnée entre les glycogénistes et ceux qui ne le sont pas.* Des deux côtés, du côté de l'affirmation comme du côté de la négation, les preuves abondent, s'accumulent...

Prendre parti serait imprudent, d'autant plus que dans les deux camps se trouvent des savants de grande valeur,

____

(1) L. Figuier, *Connais-toi toi-même,* p. 135 et suiv.

qui ont fait les mêmes expériences, sur les mêmes animaux, dans les mêmes conditions ; qui ont répété ces expériences des centaines et des milliers de fois sur des centaines et des milliers d'animaux..., *le tout pour arriver, en fin de compte, à des résultats diamétralement opposés.*

Où chercher la cause de telles contradictions ? Faut-il croire que nos savants sont inhabiles à observer exactement les phénomènes qui se présentent devant eux dans le cours de leurs expériences ? La faute en serait-elle aux animaux, leurs victimes ? Ou bien enfin, la méthode dont ils se servent serait-elle défectueuse au point de conduire à l'erreur plutôt qu'à la connaissance certaine de la vérité ?

Sans conclure en ce moment, passons à l'examen d'une autre question qui peut-être nous fournira la réponse que nous cherchons : je veux parler de la chaleur du sang.

En relisant les lignes qui précèdent, je m'aperçois que ce qui y est dit de la glycogénie, d'après l'ouvrage de M. L. Figuier : *Connais-toi toi-même,* est par trop insuffisant. Je demande donc la permission d'ajouter quelques détails et contradictions.

1° Schiff avait cru que la substance glycogène se trouve dans les cellules hépathiques *à l'état de granulations* (amidon animal). — Rouget, d'abord, puis C. Bock et A. F. Hoffmann, ont démontré, à l'encontre de Schiff, qu'elle s'y trouve *à l'état amorphe.*

2° Certains auteurs ont pensé que le *glycogène disparaît du foie chez les diabétiques.* — Ce qui n'a pas empêché Frerichs et E. Kulz de *constater la présence du glycogène dans le foie, dans des cas de diabète à forme grave.*

3° Beaucoup de physiologistes *sont d'avis* que les aliments azotés augmentent la proportion du glycogène du foie. Tchérinoff et Weiss *nient* cette action des albuminoïdes.

4° Colin et Salomon ont soutenu que *la graisse exerçait une influence considérable sur la quantité de glycogène du foie*. — M. Beaunis et d'autres *n'admettent point cette influence*. Ils croieraient plutôt que l'action de la graisse diminue la quantité du glycogène.

5° Le glycogène existe, parait-il, chez l'embryon, dès les premiers temps de la vie embryonnaire : Cl. Bernard *en avait constaté la présence dans la cicatricule*. — E. Kulz *a obtenu un résultat tout autre :* opérant sur 5000 œufs, il n'en a pas trouvé trace.

6° Cl. Bernard, Paschutin, V. Wittich *ont trouvé le foie très pauvre en glycogène*, chez le fœtus, surtout dans les premiers temps de la vie embryonnaire. — Hoppe-Seiler au contraire, *a trouvé le foie riche en glycogène*, dès les premiers temps du développement.

7° D'après Cl. Bernard, *le glycogène du foie se transformerait en glycose*, lequel glycose passerait dans le sang des veines sus-hépatiques, et, par elles, dans la circulation générale. — Seegen *repousse la transformation directe du glycogène en glycose*. A l'en croire, *le glycogène se transformerait en graisse dans le foie*.

8° Rappelons, pour la curiosité du fait, que Salomon et Collin *croyaient que l'ingestion de la graisse augmentait la quantité de glycogène dans le foie*, et mettons cette opinion en face de celle de Seegen, *qui veut que le glycogène se tranforme en graisse, également dans le foie*.

9° Les expériences de Cl. Bernard l'avaient amené à croire *à l'existence du sucre dans le foie, pendant la vie*, même quand l'animal était nourri de substances dépourvues de matières amylacées ou sucrées qui auraient pu fournir du glucose au foie. — Pavy, Schiff et autres observateurs *ont combattu cette conclusion*. La formation du sucre, suivant eux, ne serait qu'un phénomène cadavérique, et ne se produirait pas pendant la vie, si ce n'est dans des conditions anormales.

10° Cl. Bernard voulait que le sucre, après la mort, se formât aux dépens de la substance glycogène par une véritable fermentation qui serait due à un ferment spécial, *ferment hépatique*, existant dans les cellules hépatiques dont il pourrait être extrait, même sur un foie exsangue. Seegen et Kratschmer *ont vainement cherché le ferment hépatique de Cl. Bernard :* ni sur l'animal vivant, ni sur l'animal mort, ils n'ont jamais pu trouver dans le foie d'autre ferment que des traces du ferment diastasique, qui se retrouve dans tous les tissus.

11° Cl. Bernard admettait que le *sucre qui se forme dans le foie*, pendant la vie et après la mort, *provenait de la substance glycogène.* — D'après Seegen et Kratschmer, *la substance glycogène ne contribue en rien à la production du sucre.*

12° Chittenden et Lambert, qui ont repris cette question, *sont arrivés à des résultats différents* de ceux de Seegen et de Kratschmer. Ils ont *toujours* vu le glycogène diminuer à mesure que le sucre augmentait dans le foie. — Seegen et Kratschmer n'ont vu cette diminution *que chez le lapin.*

13° La question reste donc en suspens. D'après Beaunis et autres, « *des analyses répétées, faites dans des conditions précises, permettront seules de trancher la question.* »

14° La plupart des auteurs admettent avec Cl. Bernard que dans les conditions ordinaires de l'alimentation, *il existe dans la veine hépatique une proportion de sucre plus forte.* — *Cette opinion a cependant été contredite par quelques physiologistes.*

15° *On n'est pas d'accord sur la provenance du sucre que le foie sécrète incessamment chez l'animal vivant. La théorie de Cl. Bernard ne peut être acceptée sans réserves.* « Et, en tous cas, *il est nécessaire que des expériences nombreuses et précises faites de divers côtés* viennent déterminer le rôle du glycogène dans la production du sucre. »

16° Seegen a vu baisser la quantité de sucre dans le sang de la carotide en pratiquant *l'isolement du foie*, par la ligature de l'aorte et de la veine-cave inférieure dans le thorax. « *Mais ces expériences apportent un tel trouble dans l'état de l'animal qu'il est difficile d'en conclure quelque chose au point de vue qui nous occupe* » (la formation du sucre dans les tissus autres que le foie).

Avec cette addition, on sera, je pense, un peu mieux édifié sur la question du sucre, du glycogène, du glucose, qui se trouvent dans le foie ou ailleurs, à moins que, ce qui ne serait pas très surprenant, on ne soit un peu plus indécis quant à la véritable solution que la question comporte. Pour ceux qui seraient désireux d'avoir des renseignements plus complets, je les renvoie à l'ouvrage : *Physiologie humaine*, de M. Beaunis, d'où sont tirés tous les détails ci-dessus (t. I, p. 115-149).

De la chaleur du sang

Il n'est personne aujourd'hui qui ne sache que le sang circule dans tout l'organisme ; — que partant du cœur, il est transporté à travers les artères jusqu'aux extrémités du corps ; — que là, il passe dans les vaisseaux capillaires d'où il pénètre dans les veines, qui le ramènent à son point de départ

Le sang des artères est le sang artériel ; le sang des veines, le sang veineux.

Le sang artériel est-il plus chaud que le sang veineux? Ou bien le sang veineux est-il plus chaud que le sang artériel? Ou bien enfin, l'un et l'autre sang ont-ils la même température ? — C'est un problème que nos physiologistes se sont donné la mission de résoudre.

Peut-être aurait-on pu trouver, dans le vaste champ de la science, des objets dont l'étude présentait un intérêt plus immédiat. Mais est-ce que nos savants s'abaissent jusqu'à considérer l'intérêt ? Savoir ! Savoir, voilà ce qui importe à leurs yeux. C'est ainsi qu'on a vu M. Pasteur s'acharner des années à la culture des virus rabiques, bien que la rage soit, de toutes les maladies humaines, celle qui fait le moins de victimes, quelques-unes à peine par an . . Il convient d'ajouter que la mortalité continue à être ce qu'elle était avant les inoculations pastoriennes.

Il s'agissait donc de décider lequel des deux sangs artériel et veineux l'emportait sur l'autre en température. Le problème paraissait des plus simples. Quelques expériences, semble-t-il, devaient suffire pour le résoudre. *Malheureusement, toute question dont s'empare la rivisection, loin de marcher à sa solution, s'embrouille davantage à mesure que l'on s'efforce de la tirer au clair.* C'est ce qui n'a pas manqué d'arriver dans le cas présent.

Mais prenons la question à son origine. Lavoisier ayant remarqué que la respiration, qui amenait de l'oxygène dans les poumons, en faisait ressortir de l'eau et de l'acide carbonique, avait conclu de ce fait que la respiration n'était rien autre chose qu'une combustion. Cette première conclusion en entraînait une autre. savoir : que la chaleur animale n'a point d'autre cause que les actes chimiques accompagnant cette combustion.

Cela posé, on devait tout naturellement croire à un excès de température du sang qui sortait du poumon sur celui qui y entrait, et aussi, — le poumon étant le foyer calorifique, — du sang artériel sur le sang veineux.

L'opinion de Lavoisier, en effet, fut tout d'abord celle de tout le monde. La question toutefois ne tarda pas à changer de face. Le physiologiste Magnus (de Berlin) fit des expériences desquelles *il résultait que le sang artériel contient plus d'oxygène que le sang veineux, qui, en revanche, est beaucoup plus riche que l'autre en acide carbonique.* C'est-à-dire, en d'autres termes, que *le sang veineux est plus brûlé que le sang artériel.*

Ce fait détruisait de fond en comble. la théorie suivant laquelle la combustion s'opérait dans le poumon. De nouvelles recherches, de nouvelles expériences conduisirent à penser que la combustion s'opère dans les tissus. Il n'est que juste d'observer que cette manière de voir s'accordait parfaitement avec la conclusion de Magnus qui était que le sang veineux est plus brûlé que le sang artériel. Cependant elle soulevait une difficulté qu'on n'avait pas prévue.

La théorie de Lavoisier roulait que le sang artériel fût plus chaud que le sang veineux. La théorie qui lui succédait roulait, au contraire, que le sang veineux fût plus chaud que le sang artériel. La réalité était-elle d'accord avec la théorie ? C'est ce dont il importait de s'assurer au plus tôt par l'expérimentation sur des animaux vivants.

Une courte observation avant d'aller plus loin. De ce que le sang veineux est plus brûlé que le sang artériel, les physiologistes infèrent qu'il doit être aussi plus chaud. Ne saute-t-il pas aux yeux qu'il y a dans cette conclusion, un vice de raisonnement, un manque de réflexion incompréhensible chez des hommes habitués à l'observation méthodique des faits ?

Sans doute, la combustion s'opérant dans les tissus, au fur et à mesure que le sang s'avance du cœur vers les extrémités, engendre incessamment de la chaleur. Mais de là à une augmentation correspondante de la température du sang, il y a loin. Pour qu'il en fût ainsi, il faudrait qu'il n'y eût pas déperdition de chaleur. Or, l'on sait qu'elle est absorbée, aussitôt qu'engendrée, par le milieu même où elle se forme. Grâce à cette absorption, jamais interrompue, le corps conserve sa température normale, à peu près toujours la même, malgré la chaleur que, d'autre part l'air ambiant lui soutire sans trêve ni repos.

Au fond, il est tout aussi déraisonnable de supposer que le sang veineux est plus chaud que le sang artériel, par ce seul motif qu'il est plus brûlé, qu'il le serait de prétendre qu'une bûche enflammée est plus brûlante quand elle est aux trois quarts consumée que quand elle est en pleine combustion.

Faute de réfléchir, nos savants se sont donné une peine infinie pour résoudre une question mal posée, — par cela même insoluble. S'il n'y avait que les peines et le temps perdus des vivisecteurs, le mal serait relativement peu considérable. Mais, — et c'est ce qui nous intéresse au plus haut point, — leur irréflexion a coûté la vie et des souffrances atroces à un nombre prodigieux d'animaux, sans qu'on soit plus avancé aujourd'hui qu'on ne l'était au premier jour. « Après plus d'un demi-siècle d'expériences, dit Cl. Bernard à ce sujet, les physiologistes n'ont pu se mettre d'accord. J'ai exposé dans mes leçons sur la chaleur animale l'histoire et la critique de toutes ces expériences. *Je me bornerai à dire qu'on a pu soutenir toutes les opinions. Les uns ont dit que le sang artériel était plus chaud que le sang veineux ; les autres, au contraire, et je suis de ceux-là, ont trouvé le sang veineux plus chaud que le sang artériel. Enfin une troisième catégorie d'expérimentateurs, qui ne croient pas à la fixité des phénomènes dont l'organisme vivant est le siège, ont soutenu que le sang artériel était tantôt plus chaud, tantôt plus froid que le sang veineux* (1). »

N'oublions pas que ces divergences, ces contradictions, qui durent depuis cinquante ans, — et qui ne sont pas près de finir, — se sont produites à l'occasion de la question la plus simple qui puisse se présenter dans l'étude de la physiologie expérimentale !

Toutàl'heure, nous nous demandions quelle pouvait bien être la cause des résultats contradictoires dont la vivisection nous offre le lamentable spectacle. Après ce qui vient d'être dit des recherches concernant la chaleur du sang, la question nous paraît pouvoir être résolue. Si, après plus d'un demi-siècle d'expériences incessantes, faites par les savants les plus distingués, on en est encore à ignorer lequel, du sang veineux ou du sang artériel, est le plus chaud, c'est qu'il doit y avoir un vice fondamental dans la méthode, — la physiologie expérimentale, — dont se servent nos hommes de science pour arriver à la connais-

____

(1) Cl. Bernard. Physiol. Opér. p. 462,

sance de la vérité. Ce vice, en effet, existe, indéniable, évident.

Que dirait-on d'un horloger qui, pour mieux étudier la marche et le rôle de chacun des rouages d'une montre, commencerait par briser le ressort? Or, nos savants ne font pas autre chose, lorsqu'ils mutilent l'organisme dont ils prétendent pénétrer le fonctionnement intime. Ignoreraient-ils donc qu'une lésion organiqne, pour peu qu'elle soit étendue ou profonde, porte le trouble, non seulement dans l'organe entamé, mais dans l'organisme entier dont toutes les parties, intimement liées, forment un tout harmonique? En aucune façon. Ils savent très bien que « chez l'animal épuisé par la vivisection, l'absorption de l'oxygène par le sang diminue, les combustions se ralentissent, le sang artériel et le sang veineux ne présentent plus dans leurs éléments normaux les mêmes proportions que dans les circonstances physiologiques. Mais ce qu'il y a de bien plus important à signaler, c'est qu'on voit, dans ces cas, apparaître dans le sang des substances relativement nouvelles. Ainsi le curare rend les animaux diabétiques, c'est-à-dire que leur sang contient une proportion de sucre qu'il ne contenait pas normalement (1). » — La morphine, le chloroforme, la simple compression cérébrale produisent des effets analogues, quoique moindres.

Mieux que cela. Point n'est besoin que l'animal soit en opération pour qu'il se produise dans son organisme des changements considérables. Qu'on le place simplement, et qu'on le maintienne, sur une gouttière, instrument de torture de laboratoire, — et l'on verra à quel point il est impressionné par cette position, pour peu qu'elle se prolonge suffisamment. « Si nous l'y plaçons aujourd'hui avec une température de 41 degrés, nous l'y retrouverons demain à 31 degrés, abaissement considérable qui correspond à une modification profonde du sang. (1) »

(1) Cl. Bernard, Phys. Op. p. 178.
(2) Idem, p. 180.

On le voit, nos vivisecteurs ne se font aucune illusion sur les modifications que les opérations introduisent dans l'organisme des animaux en expérience. C'est donc de gaîté de cœur qu'ils se placent dans les conditions les moins favorables à une saine et sérieuse observation des phénomènes de la vie. On dirait, en vérité, que leur amour-propre est intéressé à accumuler les difficultés autour d'un problème dont l'étude est déjà si complexe par elle-même. Il se peut que la vanité scientifique y trouve son compte. La science, en revanche, en pâtit et l'humanité aussi.

Il serait injuste de ne pas rappeler ici que les incohérences sans nombre et les contradictions perpétuelles auxquelles conduit la vivisection, ouvrent de temps en temps les yeux de quelque expérimentateur moins fanatique que les autres, et lui font déserter, sans retour, « les chambres de torture de la science. »

Cuvier, au début de sa glorieuse carrière, fut très opposé aux expériences physiologiques, parce que, comme Celse, de longs siècles avant lui, *il était persuadé que l'animal sur lequel on opère, n'étant pas dans son état normal, « les vivisections n'ont aucune rigueur, et, par conséquent, aucune valeur scientifique. »*

D'autres, en assez grand nombre, et non des moins éminents, ont suivi ces glorieux exemples, soit qu'ils aient renoncé à la vivisection après l'avoir plus ou moins pratiquée, soit que leur conscience eût toujours reculé devant l'expérimentation sur la nature vivante. Mais le plupart persistent dans la voie où ils sont engagés. Ils contestent, malgré l'évidence, que les modifications qui surviennent dans l'organisme mutilé, « ôtent rien à la valeur de la vivisection. » Quant à s'avouer vaincus, quant à reconnaître les vices d'une méthode qui leur est chère, c'est plus qu'ils ne peuvent accorder. Il semble, au contraire, que plus les difficultés auxquelles ils se heurtent sont grandes et multiples, plus ils redoublent d'ardeur et de zèle ! Que leur importent après tout tant d'insuccès que chaque jour enregistre? Le public admire leurs beaux faits d'armes, la Renommée aux cent bouches porte au loin leurs noms,.... et les animaux, pauvres victimes qui ne peuvent réclamer, paient les frais de la guerre.

Il n'est pas impossible que leur obstination en impose à ceux qui ignorent ce qui se passe au fond des laboratoires. Mais tous ceux qui connaissent l'inanité des recherches physiologiques, s'élèveront sans trève ni fin, ainsi qu'ont fait les grands penseurs qui ont su le mieux comprendre l'unité irréductible et l'harmonie merveilleuse de l'être organisé, contre ces boucheries savantes auxquelles il n'y a pas de fin, et ce, moins encore par pitié pour les animaux que par intérêt pour la science !

« Pour étudier les résultats d'une fonction normale et essentielle d'un être organisé, dit M. G. A. Hirn, il faut que cet être soit placé dans les conditions, normales aussi, où cette fonction doit s'accomplir, *qu'il ne lui soit imposé aucune souffrance, aucune gêne pendant l'expérience. C'est* là, je me permets de le dire très haut, *ce qu'on oublie trop fréquemment dans les études physiologiques.* En mettant même de côté tout sentiment de pitié et d'humanité à l'égard de nos inférieurs du règne animal, en ne se préoccupant que de la poursuite de la vérité scientifique, *on peut affirmer sous la forme la plus générale que les souffrances cruelles, que les tortures qu'on inflige habituellement aux animaux sur lesquels on fait des expériences, faussent tellement la marche de toutes les fonctions organiques, que les conclusions qu'on prétend tirer de semblables recherches ne peuvent être que faussées aussi et que dénuées de tout caractère réellement scientifique.* » — Ajoutons que ce savant, dans ses relations fréquentes avec les médecins les plus distingués, « *n'a jamais été contredit lorsqu'il disait que pour étudier un mécanisme, animé ou inanimé, il ne fallait pas commencer par le mutiler* (1). »

(1) G. A. Hirn. La Thermodynamique, p. 14. — Paris 1887

De ce qui précède, il résulte que, ni en ce qui concerne la fonction du foie, ni en ce qui concerne la chaleur du sang, nos savants expérimentateurs, tourmenteurs attitrés et officiels de la gent animale, n'ont su mener à bien leurs recherches. Les esprits demeurent divisés sur ces points, comme sur presque tous les autres, la vivisection ayant, entre toutes les sciences, le privilège singulier autant que peu enviable, d'embrouiller les questions les plus simples, et de rendre les solutions nettes à peu près impossibles.

Mais passons à un autre sujet où la sagacité de nos physiologistes ne se trouve pas moins en défaut que dans ceux dont il vient d'être question : je veux parler de la bile.

De la bile

La bile, on le sait, est sécrétée par le foie. Quant aux « causes qui agissent sur les sécrétions biliaires, elles sont inconnues jusqu'ici », au dire de Cl. Bernard. *On ignore également le rôle que la bile joue dans l'organisme.* Toutefois, comme elle se déverse dans le tube intestinal, on a eu la pensée qu'elle pourrait bien intervenir activement dans la digestion.

Partant de cette idée à priori, de nombreux physiologistes se sont mis à l'œuvre, ont multiplié leurs expériences, *et ont conclu... chacun à sa manière. De nouvelles contradictions étaient nées de leurs recherches.*

La première chose à faire dans ces études, c'est de s'opposer au passage de la bile dans le duodenum. Pour cela, bien entendu, il faut commencer par ouvrir le corps de l'animal, puis lier l'orifice unique, placé au-dessous du pylore, par où ce passage est possible.

Cette double opération faite, on surveille la digestion. S'opère-t-elle moins facilement, moins vite, moins complètement, que lorsque la bile s'écoule librement dans le tube intestinal, on dit que la bile influe sur la transformation des aliments ingérés. Dans le cas contraire, on conclut à son inutilité.

Blondlot fut parmi ceux *qui se prononcèrent dans ce dernier sens.* Malgré de nombreuses expériences, il lui avait été impossible de constater aucune différence bien appréciable entre les digestions accomplies en la présence de la bile, et celles accomplies en son absence. De là à considérer cette « sécrétion du foie », plutôt comme « une matière excrémentielle sans aucun rapport avec l'assimilation des aliments » que comme une véritable sécrétion, il n'y avait qu'un pas, *et ce pas, Blondlot le franchit sans hésiter.*

Il n'en fut pas de même de Haller. A celui-ci, ses expériences parlèrent un tout autre langage. Aussi n'hésitait-il pas à faire jouer à la bile un rôle important dans la digestion.

Un autre expérimentateur, Schwann, opérait simplement sur la vésicule biliaire. Cette manière de procéder avait, paraît-il, le grave inconvénient de ne pas « empêcher la bile qui vient directement du foie d'être charriée vers l'intestin, alors que le réservoir glandulaire a été perforé ». Il en résulte que *ses conclusions, entachées d'un vice radical, ne sont pas acceptables.* A la vérité — la remarque est si évidente qu'elle en est presque superflue — celles des autres expérimentateurs ne le sont guère plus, *puisqu'elles sont en contradiction les unes avec les autres*

Tiedeman — un de ceux qui ont fini par se détourner de la vivisection — et Gmelin, ne voulant pas s'exposer au vice opératoire auquel Schwann doit son insuccès, liaient « le conduit commun immédiatement au-dessus de son orifice externe afin de s'opposer au passage de la bile dans le duodenum ». Mais voici bien un autre inconvénient. Grâce à cette ligature, et à la distension inaccoutumée des conduits biliaires qui en est la conséquence, le conduit commun ne tarde pas à se rompre. Et cet accident donne lieu à une péritonite dont l'issue, à bref délai, est la mort de l'animal. C'est ainsi qu'en voulant éviter Charybde, on tombe dans Scylla, qu'en cherchant à se mettre à l'abri d'un inconvénient, on s'expose à en rencontrer d'autres infiniment plus graves.

Schwann, non content des expériences de son cru, voulut renouveler celles de Blondlot. Le résultat auquel il fut ainsi conduit est que les animaux opérés de cette façon deviennent d'une voracité extrême, maigrissent à vue d'œil, et, pris de diarrhée profuse, succombent en peu de temps.

Blondlot, naturellement, contesta l'exactitude des affirmations de son contradicteur. Il avait vu un grand nombre de chiens dont la santé s'était maintenue parfaite, malgré l'opération qu'on avait pratiquée sur eux. A quoi Schwann répliquait que si, en effet, certains animaux survivaient, il fallait en chercher la cause dans ce fait que les canaux s'étaient rétablis, ou étaient devenus perméables : d'où la possibilité pour la bile de passer dans le duodenum. *Blondlot n'accepta pas plus cette explication de Schwann,* qu'il n'avait accepté ses affirmations antérieures, et déclara catégoriquement avoir observé des chiens dont la santé était restée bonne, bien qu'il fut de toute évidence que les canaux ne s'étaient pas rétablis.

D'autres expérimentateurs cependant avaient obtenu des résultats conformes à ceux relatés par Schwann. Mais qu'importait à Blondlot ? Il prétendait avoir raison, lui seul, contre tous, et attribuait « la mort des animaux de Schwann — et des autres — à ce qu'ils léchaient leur plaie et avalaient ainsi la bile qui s'en écoulait : habitude qui produit rapidement de fatals effets. Pour parer à ce danger, *qui conduit tout droit à des conclusions erronées,* Blondlot muselait tout simplement les animaux opérés : torture sur torture, supplice sur supplice... pour, en fin de compte, arracher à Cl. Bernard cet aveu qui constate toute l'inanité des recherches de nos physiologistes : « *En somme, toutes ces expériences ne peuvent pas nous permettre de décider si la bile est réellement une excrétion ou une sécrétion ; les résultats ne sont pas assez importants pour que nous puissions formuler sur ce point un jugement comme nous l'avons fait pour les autres glandes* » (1).

Puisque le nom de Cl. Bernard revient sous ma plume, laissez-moi vous citer et analyser brièvement quelques lignes qu'il a écrites sur cette question de la bile : elles serviront à montrer comment nos plus grands vivisecteurs entendent la précision scientifique :

« La sécrétion de la bile a lieu pendant l'intervalle des digestions... Aussitôt que la digestion commence, la bile s'échappe de son réservoir et tombe dans le duodenum ; mais il ne s'en forme plus dans le foie, qui commence alors à exercer une autre fonction, à savoir la production du sucre de raisin... Le sucre se forme pendant la digestion ; la bile, au contraire, est produite pendant l'abstinence, et coule dans l'estomac. Quand les aliments arrivent dans ce dernier, ils y rencontrent la bile qui s'y est accumulée à l'avance, et la digestion commence. Mais la sécrétion biliaire est alors suspendue, en sorte que l'animal, lorsqu'il ne mange pas, prépare pour ainsi dire une provision de ce liquide pour son prochain repas. (2) »

On aura remarqué que le passage que je viens de citer, commence par cette affirmation : la bile est une sécrétion. Or, quelques pages plus loin, il est dit que nous ne savons pas si la bile est une excrétion ou une sécrétion : première inconséquence.

La fin du passage ne vaut pas mieux que son commencement. Car ces paroles : « L'animal, lorsqu'il ne mange pas, prépare pour ainsi dire une provision de ce liquide pour son prochain repas », ces paroles laissent très clairement entendre que la bile joue un rôle actif dans la diges-

(1) Cl. Bernard, Phys. Op. p. 603.
(2) Idem. p. 198-199

tion : *chose tout à fait problématique, puisque les physiologistes n'ont pu se mettre d'accord sur ce point : donc
deuxième inconséquence.*

Lorsque, ensuite, notre auteur affirme qu' « aussitôt que
la digestion commence, la bile s'échappe de son réservoir
et tombe dans le duodenum, je veux bien ne pas suspec-
ter son témoignage. Mais, je l'avoue, je ne vois guère le
moyen d'accorder ce membre de phrase avec cet autre où
la bile, au lieu de ne faire son apparition dans le duodenum qu'au moment où la digestion commence, c'est-à-dire
après l'ingestion des aliments, se trouve, au contraire, accumulée à l'avance dans l'estomac. Dans un cas, ce seraient
les aliments qui, arrivés les premiers, attendraient que la
bile voulût bien faire son entrée, pour commencer leur
œuvre de transformation. Dans l'autre, ce serait la bile
qui, la première au rendez-vous, attendrait les aliments....
Ne dirait-on pas que ceux-ci et celle-là font assaut de poli-
tesse entre eux, à peu près comme deux personnes qui,
se rencontrant sur le même trottoir, s'effacent, chacune,
pour laisser le passage libre à l'autre ?

Je pourrais encore observer que sous la plume de Cl.
Bernard la bile, tantôt tombe dans le duodenum, et tantôt
dans l'estomac. Je veux bien que ces deux organes se
tiennent de très près ; mais enfin autre chose est l'estomac,
autre chose le duodenum. Et lorsqu'on ne craint pas de
sacrifier tant d'animaux en vue d'obtenir la science exacte
des organes et de leurs fonctions, c'est bien le moins qu'on
mette un peu d'ordre et de précision dans ses explications.

Revenir sur la formation du sucre dans le foie est super-
flu : il en a déjà été question. Mais dans les lignes que j'ai
citées et que j'analyse ici, il serait facile de relever encore
cette affirmation, que la sécrétion biliaire est suspendue
pendant tout le temps que dure la digestion. Car cette as-
sertion, prise au pied de la lettre, conduirait à ceci : qu'un
animal qui remangerait, aussitôt une digestion achevée, ou

plutôt un peu avant qu'elle ne le fût, ne sécréterait plus de bile. Ce qui paraît peu probable. Il est étonnant toutefois qu'au milieu du déluge d'expériences dont on nous détaille avec un soin si minutieux toute la série des phénomènes, on n'ait pas songé à celle-là. Heureusement, on ne s'avise pas de tout.

La petite critique qui vient d'être faite d'un passage de Cl. Bernard, n'est-elle pas bien instructive ? et n'est-il pas singulier de rencontrer des raisonnements aussi lâches, des explications aussi emmêlées, chez un des plus éminents représentants d'une science qui, plus que toute autre, prétend à une exactitude rigoureuse ?

Physiologie du cerveau

Le nombre est légion, des expérimentateurs qui se sont plus spécialement proposé l'étude des fonctions du cerveau. Quant à leurs opinions diverses, quant aux résultats contraires auxquels les uns et les autres ont abouti, on en jugera par l'analyse qui va être faite de quelques-uns de leurs travaux.

A tout seigneur, tout honneur. Il sera question, en premier lieu de Goltz. Je suivrai, d'aussi près que possible, le compte-rendu qu'il a publié de ses travaux dans la revue allemande : *Archiv für die gesammte Physiologie*, von Dr Pfluger, XIII^{er} Band, erstes Heft. 1876.

Et d'abord, il cite quelques-uns de ceux qui se sont le plus distingués par leurs recherches sur la physiologie du cerveau : Flourens, — qui choisissait plus particulièrement comme sujet d'études les pigeons, — Bouillaud, Hitzig, Carville et Duret, Soltmann, Schiff, Hermann, Ferrier...... On en trouverait aisément un grand nombre d'autres, contentons-nous de ceux-là pour le moment.

Tous ces observateurs s'arrêtaient, en général, à une

destruction partielle, plus ou moins étendue, de la masse cérébrale. Aussi, lorsque les animaux opérés, — les chiens surtout, les chiens qui sont les victimes de prédilection des vivisecteurs, — survivaient un certain temps aux mutilations qu'ils avaient subies, les fonctions, d'abord abolies se rétablissaient peu à peu, tellement qu'il devenait difficile, sinon impossible, de reconnaître un chien intact de celui qui avait passé par les mains de l'expérimentateur.

Mais voyons la manière d'opérer de Goltz : il se fait amener un chien, et, après l'avoir préalablement chloroformé, met à nu la partie du crâne qu'il se propose de trépaner. La peau dûment relevée, il procède à la trépanation, c'est-à-dire qu'il perce un, deux, trois trous, davantage si la chose lui paraît utile, dans telle portion du crâne qu'il a choisie. Puis, à l'aide de petites pompes ou seringues, dont la canule est dirigée dans ces trous, il lance dans la substance grise du cerveau, et ce, sous une pression dont la force est variable, un ou plusieurs jets d'eau qui déchirent et expulsent une partie plus ou moins considérable de cette substance, selon la longueur ou la durée de l'opération et le nombre de trous dont le crâne est perforé.

Il cite un chien dont la boîte crânienne n'était pas percée de moins de cinq trous et auquel on détruisit, sans désemparer, dans une seule séance, la majeure partie d'un des hémisphères. Cependant ce chien survécut un mois à ses horribles blessures. L'opération avait eu lieu le 14 février, la mort survint le 15 mars.

Pourquoi Goltz se sert-il de ces injections d'eau pour la destruction et l'extirpation de la substance cérébrale ? Le procédé est, paraît-il, un peu moins brutal que ceux dont usent la plupart des autres expérimentateurs ; aussi, en l'employant, évite-t-on, dans une certaine mesure, — je dis bien dans une certaine mesure, car les veines les plus fragiles se rompent même par ce moyen, — la rupture des veines qui sillonnent le cerveau. Par suite, on prévient les hémorrhagies qui, le plus souvent, causent la mort des animaux en expérience.

Nous connaissons maintenant la manière d'opérer de Goltz. Mais comment se comporte l'animal dans le temps que dure l'expérience? Il est facile de comprendre que des mutilations aussi épouvantables ne se font pas sur un être vivant sans produire dans tout l'organisme les troubles les plus profonds. Dans bien des cas, l'opération n'est pas plutôt commencée que le cœur cesse de battre, et que la respiration s'arrête. Que faire alors, si l'on ne veut pas que l'animal périsse? Il faut, de toute nécessité et sans retard, recourir à la respiration artificielle qui se pratique en pressant et en relâchant alternativement la partie anté- rieure du corps de l'animal.

L'opération terminée, le sang lavé, on remet en place la peau qu'on avait relevée tout à l'heure pour mettre le crâne à nu. Ce n'est pas tout. Quand, de cette manière, les trous de trépan sont exactement recouverts, on dirige sur la partie de la tête où ils sont forés, un jet prolongé d'eau très froide. L'hémorrhagie par les trous trépanés se trouve ainsi considérablement diminuée.

Il peut être nécessaire, pendant tout ce temps, de conti- nuer à pratiquer la respiration artificielle. Pour savoir si la normale est ou non revenue, on s'interrompt de temps à autre : dès les premiers symptômes qui s'en manifestent, on peut, sans inconvénient, abandonner l'animal à lui- même.

Les plaies sont lavées à l'eau, chaque jour. L'on veille avec la plus stricte attention à ce que les sécrétions, puru- lentes ou non, qui se forment dans, ou autour des parties mutilées trouvent un facile écoulement. Est-ce à dire que les soins, même les plus minutieux, permettent à l'opéra- teur de préjuger sûrement le résulat final ? En aucune façon. *Il arrive que des séries de chiens opérés deviennent malades et succombent en peu de jours. D'autres fois, des séries entières supportent les mutilations et guérissent dans un temps relativement court*. Pourquoi il en est ainsi ? mystère ! La science de nos savants est muette sur ce point.

Le choix des chiens destinés aux expériences n'est pas indifférent. Les jeunes paraissent les supporter mieux que les autres, ceux des campagnes, particulièrement, qui n'ont pas été gâtés sous le rapport de la nourriture. *Plusieurs de ces derniers ont pu subir jusqu'à cinq opérations successives accompagnées de trépanation et d'extirpation de matière cérébrale.* Un intervalle de temps de une ou plusieurs semaines séparait les opérations les unes des autres.

Ce n'est pas tout de constater que certains animaux meurent des suites des opérations qu'on leur fait subir, tandis que d'autres y survivent. Le but de toutes ces recherches est ailleurs. Ce qu'on veut savoir, ce sont les troubles fonctionnels qui accompagnent les mutilations du cerveau. Le mystère qui excite au plus haut point l'intérêt, la passion de nos physiologistes, c'est celui des localisations célébrales.

Suivant Goltz, les troubles seraient, en général, d'autant plus grands que la perte de masse célébrale serait elle-même plus considérable, sans qu'il soit possible de remarquer une différence bien sensible entre les cas où les trous de trépanation sont pratiqués vers la partie postérieure du crâne, et ceux où ils sont pratiqués vers la partie antérieure, comme, par exemple, dans la zone motrice de Hitzig.

Après avoir ainsi exprimé sa pensée sur un point très controversé de la physiologie du cerveau, il ajoute qu' « *il n'arrive pas souvent que deux hommes sont du même avis dans les choses de la physiologie du cerveau.* »

Sur un point, toutefois, presque tous les vivisecteurs étaient d'accord. La mutilation du cerveau, telle était l'opinion à peu près générale, n'endommage pas la sensibilité de la peau. La quasi-unanimité des physiologistes

pensant de même sur un point quelconque de la physiologie ! Cela n'était pas possible ! Il fallait, de toute nécessité, et sans retard, faire brèche dans cette belle concorde,
qui est si peu dans les habitudes de nos expérimentateurs.
Goltz s'en chargea. *Il déclare fausse cette proposition qui
avait, indûment, recueilli tant de suffrages.* Toute destruction un peu étendue du cerveau, dit-il, diminue considérablement la sensibilité du côté opposé : les membres, le
corps, la face même participent à cette décroissance de la
sensibilité. Veut-on en avoir la preuve ? Si, après le réveil
du chien, de l'anesthésie où il avait été plongé, on presse
avec une certaine force, soit une jambe, soit la peau du
côté mutilé, l'animal aussitôt réagit avec énergie, cherche
à se défendre. On a beau, en revanche, exercer les pres-
sions les plus violentes sur le côté opposé à celui qui a
subi l'opération, aucune réaction ne se produit : ce qui
démontre, à n'en pas douter, que *la sensibilité de la peau
est bien réellement plus obtuse après qu'avant l'expérience.*

Il convient d'observer, à la décharge de ceux qui ont
cru le contraire, que cette insensibilité, d'abord très pro-
noncée, s'efface plus ou moins avec le temps. De là vient,
que si l'on ne fait pas les essais presque immédiatement
après le réveil de l'animal, l'erreur où tant de physiologistes sont tombés est presque inévitable, quoique cependant l'on puisse constater, longtemps encore après l'opération, une différence très appréciable dans la sensibilité des
deux côtés du corps, celle du côté opposé à l'hémisphère
mutilé, demeurant toujours plus obtuse.

De même que la sensibilité à la douleur perd de sa déli-
catesse, ainsi en est-il du toucher ou du tact. Schiff, un
des premiers, avait constaté ce dernier fait. Un os, présenté
à l'animal du côté opposé à celui où la mutilation a eu
lieu, ne peut être saisi. Le chien fait bien des mouvements
de tête, mais sans but déterminé à ce qui semble.
Présenté de l'autre côté, l'os est immédiatement
saisi.

Voilà donc un point où Schiff et Goltz sont du même avis. Mais leur accord ne va pas loin. Car, le premier, à l'encontre du second, *nie que les animaux opérés soient moins sensibles à la douleur*.

La vue se trouve-t-elle atteinte par les mutilations du cerveau aussi bien que le sens du tact et la sensibilité à la douleur ? Cela parait évident *a priori*, et l'expérience établit qu'il en est réellement ainsi.

Flourens prétendait que *l'extirpation totale du cerveau d'un animal, rendait celui-ci absolument aveugle*.

Mais Longet vint, *qui osa contredire l'opinion de Flourens*. Il affirmait que l'animal ainsi mutilé voit, sans pouvoir toutefois utiliser sa vue dans un but déterminé.

Goltz, à son tour, par de nombreuses expériences sur les grenouilles, ~~démontra~~ que Longet avait eu tort de s'arrêter à mi-chemin. Non seulement, en effet, les animaux voient après extirpation radicale du cerveau, mais encore ils savent se servir de leur vue. Les grenouilles de Goltz évitaient avec un grande habileté les obstacles placés sur leur passage.

Ainsi donc, un animal peut voir, même après l'extirpation totale du cerveau. Il importait de savoir ce qui se passait, lorsqu'un seul des hémisphères se trouvait endommagé ou détruit. La plupart des expérimentateurs pensaient qu'une pareille mutilation ne pouvait pas nuire à la vision. *Schiff déclare expressément que l'extirpation de toute une moitié du cerveau n'exerce aucune influence sur la vue. Hitzig*, il est vrai, *est d'un avis contraire*. Il note que la mutilation du lobe postérieur du cerveau prive de la faculté de voir, l'œil du côté opposé. *Mais*, suivant Goltz, *cette observation ne renferme qu'une faible partie de la vérité*. Chaque fois, en effet, qu'on enlève à un chien une portion considérable de la substance grise, l'animal devient aveugle du côté opposé, qu'on ait ou non atteint le lobe postérieur.

Il arrive d'ailleurs ici ce qui a déjà été constaté pour la sensibilité à la douleur. Au bout de quelques jours, la faculté de voir semble renaitre. Le chien se heurte moins, ou même ne se heurte plus du tout contre les objets qui lui sont présentés du côté supposé aveugle.

Restait à savoir si l'œil sain ne venait pas au secours de l'œil malade. Pous s'assurer de la chose, on le couvrit d'un épais bandeau. Le moyen eût été bon, si la pauvre victime avait consenti à supporter ce surcroît de supplice. Or, elle s'y refusait avec une obstination invincible, toujours arrachant l'objet qui l'empêchait de se servir de l'œil indemne.

Il devenait nécessaire d'inventer autre chose. Goltz ne fut pas longtemps embarrassé. Il eut bientôt découvert le moyen infaillible, radical, qui devait le mettre à même d'estimer exactement le fonctionnement de l'œil malade. Ce moyen, on l'a déjà deviné, *c'était d'arracher, purement et simplement, l'autre œil.*

Ainsi l'extirpation d'une moitié du cerveau ne suffisait pas ; il y fallait joindre cette nouvelle et horrible mutilation. Il fut alors prouvé que l'animal voyait réellement de l'œil malade. Il ne semble pas toutefois que la vue fût assez nette pour lui permettre d'apprécier sainement les choses, et pour exciter en lui des sentiments ou des impressions passionnels. On en jugea de cette façon, parce que des objets qui, avant que l'œil sain n'eût été arraché, le mettaient en fureur, le laissèrent dans une indifférence complète après.

Les mêmes opérations furent renouvelées sur un autre chien. On lui creva l'œil gauche dans la même séance où on lui trépana le crâne. Lorsque l'œil droit, d'abord aveugle, eut, après un certain temps, acquis à nouveau la faculté de voir, on procéda à une seconde opération — destruction et extirpation de cerveau — et à de nouvelles expériences pour constater le degré de vision. Cette seconde opération fut suivie d'une troisième, après laquelle d'autres épreuves furent essayées pour s'assurer si l'animal voyait encore.

Le chien dont il est ici question fut opéré pour la première fois le 29 novembre 1875, et mourut le 8 mars 1876, c'est-à-dire qu'il survécut plus de trois mois. Pour le conserver en vie aussi longtemps, il fallait régulièrement nettoyer sa plaie, chose à laquelle il s'opposait de toutes ses forces, cherchant à mordre ses tortionnaires. Il avait compris, très vite, pourquoi, tous les jours, on venait le chercher à une certaine heure. Sa vue, suffisante pour lui permettre d'éviter les obstacles placés sur son chemin, ne l'était pas assez pour qu'il pût apercevoir sa nourriture, ou mesurer de l'œil une distance ou une profondeur.

Beaucoup des expériences de Goltz ont porté sur des chiens et des chiennes habitués à tendre, au commande-ment, l'une ou l'autre de leur pattes de devant. Après la mutilation d'une partie du cerveau, ils ne pouvaient plus tendre la patte du côté opposé à celui où la mutilation avait eu lieu.

Une des chiennes en question, vive et intelligente, fut assez bien rétablie, dès le lendemain de l'opération, pour manger avec voracité, et courir gaiement de tous côtés. Lui demandait-on de présenter la patte gauche, elle la posait aussitôt volontairement sur la main. Lui touchait-on ensuite la patte droite et lui commandait-on de la tendre, la patte ne bougeait pas plus que si elle eût été enracinée dans le sol. L'ordre devenait-il plus impérieux, l'animal prenait une figure toute triste, et enfin, ne pouvant faire ce qu'on exigeait de lui, il tendait la patte gauche, en croix, par dessus la droite, comme en dédommagement de celle-ci qu'il était incapable d'offrir.

Un homme, qui n'eût pas été vivisecteur, aurait été ému d'une preuve aussi touchante d'obéissance, de bonne volonté et d'intelligence. Mais Goltz avait bien d'autres soucis que de céder à la compassion. Il rappelle quelque peu

Brachet qui, voulant savoir jusqu'où pouvait aller l'attachement et la soumission du chien, détruisit successivement la vue et l'ouïe a l'un de ces animaux ; puis, pendant plusieurs mois s'acharna sur lui, le tourmentant de toute façon, sans pouvoir vaincre son obstination dans la fidélité et l'affection....

Mais revenons à Goltz et à sa chienne. A force de répéter les exercices, indiqués tout à l'heure, pendant une huitaine de jours, l'animal redevenait capable de tendre de nouveau la patte droite. Au bout d'un mois, il l'offrait aussi facilement que l'autre.

Ce résultat obtenu, Goltz attendit une semaine ; puis il soumit la pauvre bête à une nouvelle opération. Deux trous lui furent creusés dans la tête, plus près de la base que les premiers, et une partie considérable de cerveau extirpée. Les troubles qui se manifestèrent furent identiques à ceux qui avaient suivi la première opération. Les mêmes expériences aussi et les mêmes observations recommencèrent. L'animal se remit assez pour pouvoir tendre la patte droite trois semaines plus tard.

Dix jours après, on lui perfora le crâne de deux nouveaux trous de trépan. Cette fois, il se passa quelque temps avant que l'animal ne fût assez remis pour pouvoir marcher. Quant à lever ou à tendre la patte droite, il n'y réussit plus jamais. Une quatrième opération, qui se termina par la mort, vint enfin mettre fin à son supplice, j'allais dire à son martyre.

Cette chienne, observe Goltz, avait une remarquable puissance de résistance. (Hélas !) — Beaucoup de ceux qui servent aux expériences sont loin de présenter les mêmes qualités. Il en est qui, dès la première opération, sont et demeurent dans l'impossibilité de jamais tendre la patte du côté opposé à celui qui a été mutilé.

En général, si du moins il faut en croire Goltz, « *plus la perte de substance était considérable, plus aussi étaient intenses et durables les troubles moteurs. Quant à la localité*

*lé la mutilation, elle importe peu, dès l'instant que la mu-
tilation est considérable.* »

Telles sont les expériences de Goltz. Mais tout vivisecteur qui se respecte, — et ils se respectent tous sous ce
rapport, — éprouve le besoin, non seulement d'offrir son
travail personnel à l'admiration de ses contemporains, mais
aussi de *réduire au minimum la valeur des travaux de ses
concurrents.* Nous avons déjà vu Goltz critiquer quelques-
uns de ses confrères. Cela ne lui suffisait pas. Il revient à
la charge.

Tout d'abord, *il s'en prend à Hitzig et à ses continuateurs*
Ces messieurs, comme les autres expérimentateurs, avaient
remarqué les troubles considérables qui suivent la mutilation du cerveau. Mais là ne gît pas la difficulté. L'essentiel
était de savoir comment expliquer ces troubles. Puisque la
destruction d'une certaine fraction du cerveau, ainsi pen-
saient-ils, empêche telles fonctions de s'accomplir, c'est
que ces fonctions étaient auparavant accomplies par les
parties du cerveau maintenant détruites. Cette première
conclusion les conduisait à une autre. Nous avons vu que
les fonctions momentanément empêchées se rétablissaient
peu à peu. Que signifiait cela? sinon que *les organes perdus avaient nécessairement été remplacés.... Goltz déclara
cette opinion insoutenable.*

Carville et Duret, de même que Vulpian pensent que
*les nouveaux centres qui se chargent de l'accomplissement
des fonctions des centres détruits, ont leur siège dans la
partie du cerveau qui est demeurée intacte. Mais cette opinion ne tient pas mieux debout que celle de Hitzig et de ses
continuateurs.* C'est tout au moins ce qu'affirme Stoltmann
qui a une opinion personnelle à placer, et qui croit qu'*après
la mutilation d'un des hémisphères cérébraux, l'autre hémisphère le supplée.*

Cette dernière opinion trouvera-t-elle grâce devant les
autres expérimentateurs. Hélas! *Duret et Carville, tout à
l'heure malmenés par Stoltmann, s'empressent de prendre*

leur revanche. Ils établissent, scientifiquement, — rien ici ne se fait que scientifiquement, quelque singulière que puisse paraître cette prétention en présence de tant de contradictions, — ils établissent donc scientifiquement que *l'explication de Stoltmann est absolument inadmissible.*

Goltz a vu un chien auquel il avait extirpé toute la substance grise de l'hémisphère gauche, marcher et courir sur une surface qui était loin d'être unie, aussi bien qu'un chien non mutilé. *Ce seul fait*, s'il en était encore besoin, *réduirait à néant les assertions de Hitzig.* Pour Goltz, quelle que soit la partie du cerveau atteinte, pourvu qu'elle soit un peu considérable, les phénomènes sont toujours les mêmes.

Qu'il me soit permis de faire remarquer en passant, que cette façon de parler si tranchante est en désaccord avec les expériences de Goltz lui-même. N'a-t-il pas, en effet, dit et prouvé que certains chiens pouvaient, malgré plusieurs opérations successives, arriver à tendre encore la patte du côté opposé à celui mutilé, tandis que d'autres, dès la première, en devenaient à tout jamais incapables ?

Quoi qu'il en soit, on avouera que ce n'est pas une petite affaire pour les profanes, ni peut-être pour des initiés de se reconnaître au milieu de ce déluge d'opinions contradictoires. De quel côté se tourner, sous quelle bannière se ranger pour sortir de ce dédale inextricable ? A quel saint, je veux dire à quel physiologiste, se vouer pour connaître, sûrement, la vérité sur les troubles qui suivent la destruction partielle du cerveau ?

Jusqu'ici nous avons fait connaître Goltz dans son rôle d'expérimentateur et de critique. Il est temps de donner ses conclusions : Les différents mouvements, comme marcher, courir, sauter, etc., sont placés sous la dépendance du cervelet. Si, après une opération, ils sont empêchés ou rendus plus difficiles, c'est qu'en opérant sur le cerveau, on produit sur tout le contenu de la boîte crânienne une action inhibitoire qui se transmet à tous les centres, même à ceux qui ne sont aucunement lésés ou endommagés. Mais cette sorte de paralysie, disparaissant peu à peu, on s'explique facilement que des fonctions, momentanément interrompues, puissent, après un laps de temps plus ou moins long, s'accomplir de nouveau. *Quant à celles des fonctions qui avaient leur siège dans les parties détruites, elles ne reparaissent jamais.* C'est du moins ce qui ressort, à ce jour, des expériences de Goltz. Quant à l'avenir... qui vivra verra.

Avec Goltz, il s'agissait avant tout des mutilations de la substance célébrale et de leurs effets sur l'organisme. Avec d'autres expérimentateurs, il sera plus particulièrement question des centres moteurs ou de l'excitabilité de l'écorce grise du cerveau. Passons donc aux centres moteurs.

CENTRES MOTEURS. — *Ferrier avait établi la géographie des centres moteurs de l'écorce grise du cerveau, chez l'homme. Mais de nouvelles expériences* — ou si on le préfère, de nouvelles explorations — dues en grande partie à l'impulsion de M. Charcot, *ont montré la nécessité de modifier notablement les données du célèbre physiologiste anglais.*

« M. Pozzi, M. Mathias Duval, MM. Grasset et de Boyer, comme on peut le voir dans le travail de M. A. Marcacci, *ont indiqué chacun une localisation différente des parties centrales de cette écorce.* (1) »

Remarquons ici que d'après les expériences de Flourens, une partie restreinte du vaste centre de cérébration répandu à la surface des lobes cérébraux, peut, à elle seule, remplir les fonctions de tout le reste de ce centre nerveux.

Dès l'abord donc, nous nous trouvons en plein désarroi : autant d'expérimentateurs ou de chercheurs, autant d'opinions. A mesure que nous avançons, la lumière s'éloigne, pareille à ces mirages du désert qui sont l'effroi et le dé-

(1) Archives de Physiologie. Année 1883. p. 43.

sespoir du voyageur. Le trouble de l'esprit augmente, en même temps que la difficulté de saisir la vérité, au milieu de ce chaos qu'on nous dit être de la science.

Mais peut-être le désaccord sera-t-il moins prononcé quant à la distribution des points excitables du cerveau chez le chien ? Il n'en est rien. *Comme pour l'homme, cette distribution varie suivant les expérimentateurs.* Les recherches entreprises à l'instigation de M. Vulpian, par MM. Carville et Duret. par M. Bochefontaine et d'autres, *ont conduit à des résultats très dissemblables.*

La question, au reste, se complique ici d'une difficulté qu'on n'avait point prévue : c'est que les points excitables changent de place, ou disparaissent momentanément. Ainsi telle portion donnée de l'écorce, parfaitement excitable au moment où l'expérience commence, ne l'est plus quelques instants après, et le sera de nouveau au bout d'un certain temps. Ce n'est pas tout. Dans leurs recherches sur les convulsions épileptiformes d'origine corticale. MM. François-Franck et A. Pitres disent : « *Il est certain que tous les chiens ne sont pas également excitables, c'est-à-dire qu'une excitation identique. appliquée au cerveau de différents chiens. ne provoquera pas chez tous des réactions identiques.* Tel pourra avoir une attaque généralisée, tel autre une attaque partielle, tel autre enfin n'aura pas de convulsions du tout. Il est des chiens chez lesquels les plus légères excitations sont suivies d'accès convulsifs, il en est d'autres chez lesquels l'épilepsie ne se produira qu'après des excitations plus intenses ou plus prolongées. Mais jusqu'à présent, nous n'avons jamais rencontré un seul chien chez lequel. en augmentant l'intensité des excitations, nous n'ayons pu provoquer des attaques généralisées. à la condition. bien entendu, *que le cerveau fût excitable au moment de l'expérience.* (1) »

Il est aisé de s'imaginer ce que doivent être les contra-

(1) Arch. de phys. Année 1883, t. 2, p. 6-7.

dictions des expérimentateurs en présence des faits que nous venons de rappeler : variabilité de l'excitabilité d'un même chien d'un moment à l'autre d'une même expérience, variabilité d'un chien à l'autre…. Comment, dans de telles conditions, arriver jamais à des résultats uniformes ? N'est-ce pas poursuivre un but irréalisable à travers les souffrances sans nombre de pauvres bêtes qui n'en peuvent mais, que de vouloir, par cette voie, conquérir la vérité ?

Il y a bien des manières de provoquer l'épilepsie partielle dont parlent MM. Franck et Pitres ; mais il n'en est point de plus efficace que les excitations électriques des circonvolutions. En est-il de plus douloureuses ? Je l'ignore ; voici, en tout cas, comment se pratiquent ces électrisations : la première opération consiste à découvrir le crâne, c'est-à-dire à enlever la peau qui le couvre ; la seconde, à perforer la partie du crâne au-dessous de laquelle sont situés les centres à électriser. Ce n'est qu'après ces opérations préliminaires qu'on passe aux électrisations qui constituent ainsi le troisième acte de l'expérience, mais non le dernier.

Dans ces expériences, comme dans toutes les autres, il importe essentiellement de bien déterminer les points à électriser, car tous ne sont pas également excitables, ni propres à amener des convulsions épileptiformes. Or, ce que nos auteurs désirent, c'est de provoquer ce genre de convulsions. Aussi ne négligent-ils rien pour y réussir, et pour permettre à leurs imitateurs probables de réussir eux aussi. « Les excitations, disent-ils, capables de donner naissance à des accès convulsifs doivent, pour être efficaces, atteindre directement ou par propagation la couche corticale des circonvolutions dites motrices. La zone épileptogène se confond avec la zone motrice. Toute excitation portant sur la substance grise corticale de cette zone peut produire des convulsions épileptiformes. Ces convulsions ne se produisent jamais à la suite d'excitations qui restent

exactement limitées aux territoires non excitables de
l'écorce. Les excitations de la substance blanche sous-jacente aux territoires moteurs corticaux, celles du corps
strié, de la couche optique, de la capsule interne, ne dé-
terminent jamais de véritables convulsions épileptiformes (1). »

Nous voilà fixés sur la manière de provoquer l'épilepsie
artificiellement, expérimentalement. C'est quelque chose,
soit. Mais notre reconnaissance scientifique serait plus vive
et mieux sentie, si l'on voulait bien nous enseigner la manière de guérir l'épilepsie, dans les cas où elle existe naturellement. Malheureusement, sur ce point, les observations faites *in anima vili* demeurent muettes, comme hélas ! sur tant d'autres qui seraient pour nous d'un intérêt
autrement pressant que la production de nouvelles misères
et de nouvelles infirmités. Les faire naître à volonté, la
belle affaire ! Apprenez-nous à les vaincre....

Après MM. Franck et Pitres, M. Couty. M. Couty, professeur à Rio-de-Janeiro, *a fait « sur le cerveau moteur, »*
trois cents expériences. Les sujets dont ils s'est servi appar-
tiennent à onze espèces d'animaux différentes.

Goltz avait eu soin de nous prévenir qu'il chloroformait
ses chiens avant de leur trépaner le crâne. M. Couty, lui,
désireux de rendre hommage à la vérité, nous avertit que
les animaux qui ont servi à ses expériences « ont été pres-
que toujours laissés normaux, sans anesthésie, sans immo-
bilisation. »

Examinons le travail qu'il a publié dans les *Archives de*
Physiologie, année 1883, t. 2, p. 258 et suiv, et année 1884,
t. 1, p. 49 et suiv.

Notons avant toute chose cette déclaration, démenti caté-
gorique aux assertions d'un grand nombre d'expérimentateurs. *« Les faits que j'ai constatés protestent contre les*

(1) Archives de phys. t. 2, p. 39, an. 1883.

théories qui catégorisent et localisent dans l'encéphale cha-
que petite action intellectuelle, sensitive ou motrice, comme
aussi ils font voir que tout n'est pas indifférent dans le sens
et la nature des réactions nerveuses centrales. »

Prenons bonne note aussi de l'observation qui suit. Son
importance est grande. Car elle nous explique, en partie
du moins, les résultats contradictoires auxquels arrivent
les vivisecteurs, tout en opérant dans des conditions identiques, soit sur des animaux de même espèce, soit sur des
animaux d'espèces différentes. Elle est un fort atout dans
le jeu de ceux qui combattent la vivisection, autant ou plus
parce qu'elle est, à leur avis, une méthode scientifique défectueuse, conduisant nécessairement à des conclusions
erronées, qu'à cause de la pitié que leur inspirent les innombrables victimes sacrifiées en vue d'un but qu'on n'atteint jamais.

Voici donc l'observation : Qu'on compare une espèce
animale à une autre, ou dans la même espèce, un individu
à un autre, et l'on trouvera que les relations comme poids,
du cerveau et de l'encéphale au reste du corps varient
dans une proportion énorme. Cependant ces disproportions
si considérables qu'elles soient, n'entraînent pas une différence correspondante dans les phénomènes constatés du
côté des mouvements, phénomènes qui peuvent, tout au
contraire, être absolument comparables.

Ces variations qui s'observent quant au poids, s'observent également quant à la forme, autant chez des individus
d'espèces différentes, que chez des individus de même espèce.

Voici la conclusion que M. Couty tire de ce fait si remarquable : « Puisque dit-il, sur des animaux ayant la
même forme zoologique, la même nutrition, les mêmes
mœurs, les mêmes habitudes fonctionnelles, le poids du
cerveau ne varie pas comme le développement des muscles,
ou mieux comme celui du corps total, *nous devons con-*
clure que cet organe n'est pas en relation directe avec ces
appareils. »

Avant d'être appelé à Rio-de-Janeiro, M. Couty avait travaillé dans le laboratoire de M. Vulpian. Aussi n'y a-t-il pas lieu de s'étonner, si, pas plus que MM. Franck et Pitres, élèves comme lui de M. Vulpian, *il n'avait conservé aucun doute sur la variabilité, chez le chien, des points excitables, pas plus que sur la variabilité des effets des excitations d'un animal à l'autre, ou d'un moment à l'autre d'une même expérience.*

Une autre remarque de lui, qui fait ressortir une fois de plus combien est vicieuse la méthode des physiologistes, est celle-ci : « *Il n'y avait d'un singe à l'autre aucune comparaison entre les diverses topographies motrices cérébrales ;* et ensuite, *pour le même singe, le nombre et la disposition des points excitables, comme aussi la nature des mouvements produits, se modifiaient complètement d'un examen à l'autre, soit à un intervalle de vingt à trente minutes.* »

Et encore : « *Très souvent il arrive sur le singe et même sur le chien, que l'on ne retrouve pas un mouvement préalablement obtenu, ou que l'on en produit un nouveau qui n'avait pas paru possible à un premier examen.* »

Nous le demandons encore et nous ne cesserons de le demander en présence de tels faits : Qu'attendre de pratique, de certain, de vraiment scientifique de la vivisection ?

Mais il y a mieux, s'il en faut croire M. Couty, et pourquoi ne l'en croirions-nous pas, puisqu'il nous donne le résultat de ses expériences ? « *Il n'y a aucune régularité dans la topographie de la zone sensible à l'électricité....* » Cela, nous le savions déjà, l'auteur venait de nous l'affirmer. Il n'y a pas davantage, continue-t-il, « *aucun rapport fixe entre le point excité et la contraction consécutive, aucune constance dans le nombre et la nature des mouvements produits.* »

En vérité, ces choses font rêver. Avant le professeur de Rio-de-Janeiro, des centaines d'expérimentateurs avaient étudié, — expérimentalement, — comme il vient de le faire lui-même, les rapports qu'il pouvait y avoir entre telle excitation cérébrale donnée et tel mouvement produit. Il leur avait semblé, en général, que les rapports entre l'une et l'autre étaient constants. C'est même sur cette constance de phénomènes provoqués à volonté, toujours les mêmes, invariables, qu'est basée la doctrine des localisations cérébrales, doctrine dont les expériences de Couty détruisent, comme on vient de le voir, « la principale, on pourrait dire la seule base expérimentale. »

En sorte qu'il se trouve une fois de plus que des milliers et des milliers de pauvres animaux de toute catégorie ont péri dans d'atroces souffrances, après de longues et cruelles agonies, sans aucun profit ni pour rien ni pour personne, si ce n'est peut-être pour la gloire éphémère de quelques localisateurs. Ce résultat qui a pu flatter l'amour-propre des physiologistes intéressés, ne saurait valoir à nos yeux ni le sang des animaux versé, ni le temps perdu par tant d'hommes de talent en des recherches dont, en fin de compte, il faut, aujourd'hui, réviser, renverser de fond en comble les conclusions.

C'est, je ne me le dissimule pas, une répétition monotone et fatigante que cette constatation, à chaque instant, de la nullité de valeur des expériences de vivisection. Mais est-ce ma faute si nos savants expérimentateurs se combattent, sans fin, les uns les autres, détruisant les uns les systèmes des autres, renversant, à mesure qu'ils s'élèvent, les échafaudages lentement et péniblement dressés au fond des laboratoires? Est-ce ma faute si tout est illusoire et aléatoire dans cette science dont les prétentions cependant sont infinies?

Quand on nous aura donné des résultats uniformes, quand on se sera mis d'accord, quand on nous présentera des vérités certaines, au lieu d'opinions hasardées, que d'autres opinions, non moins hasardées, font évanouir, en attendant de s'effondrer à leur tour dans le vide, alors nous verrons ce que nous aurons à faire. Mais d'ici là, il nous sera bien permis de tenir la vivisection en suspicion, et de lui déclarer la guerre sans trêve ni merci que d'ailleurs les vivisecteurs ne cessent de se faire entre eux, tout en se louant hautement, tous, d'avoir entre les mains un instrument aussi excellent et aussi sûr que la physiologie expérimentale pour arriver à la connaissance de la vérité !

Nous revenons à notre auteur : Il prend, les unes après les autres, les variations de toute nature que l'on peut observer dans le cours des expériences. A celles qui ont déjà été passées en revue d'après lui, ajoutons les suivantes : *« Sur le singe ou sur le chien, il n'y a pas de relation fixe entre le siège d'une destruction ou d'une inflammation corticale et le siège ou la nature des troubles produits. Les régions insensibles à l'électrisation, comme les régions sensibles, peuvent, si elles sont lésées, déterminer des paralysies, et, pour les parties sensibles, ces paralysies n'ont pas de rapport avec les troubles d'excitation. L'irrégularité de la réponse motrice est donc la règle, pour les animaux comme pour l'homme. »*

Renforçant encore ce qu'il a déjà dit au point de vue des localisations cérébrales, M. Couty, un peu plus loin, s'exprime dans les termes suivants : « Quelle que soit la lésion corticale ou centrale, capsulaire ou nucléaire que l'on considère, son siège n'a pas d'influence sur la nature ou la localisation des phénomènes moteurs consécutifs ; les régions antérieures comme les postérieures, les masses grises et les faisceaux de fibres paraissent avoir le même mode d'influence sur les mouvements, et *il est impossible de délimiter rien qui ressemble à un cerveau moteur, ou a fortiori de le subdiviser en régions plus petites adaptées chacune à des mouvements déterminés,* »

Notre auteur fait, du reste, remarquer à l'appui de ces affirmations, — qui sont en contradiction flagrante avec celles de beaucoup d'autres observateurs, — une circonstance connue de tous les expérimentateurs, c'est que, sur l'animal anesthésié, l'action du cerveau disparait la première. Or, la région, dite motrice, reste excitable par l'électricité longtemps après la cessation des divers modes d'activité psychique et la disparition des mouvements volontaires.

Il semblerait donc que M. Couty ait raison dans ses conclusions concernant le cerveau et les localisations cérébrales. Mais quoi alors ? Si le cerveau lui-même, bien que capable, comme organe psychique, d'exciter les appareils moteurs sous-jacents par certains de ses actes, n'a cependant aucune relation directe avec les muscles, où chercher le centre moteur qui doit bien, après tout, exister quelque part ? Suivant M. Couty. *la moelle et le bulbe et peut-être la protubérance, seraient les seuls organes moteurs.*

DE L'EXCITABILITÉ DE LA SUBSTANCE GRISE. — Cette question, d'importance primordiale pour l'étude du cerveau et de ses fonctions, est examinée par M. Couty, comme elle l'a été, avant lui, par beaucoup d'autres expérimentateurs. On s'est demandé si l'électrisation agit, ou non, sur la substance corticale grise. La plupart, dont notre auteur, se basant sur ce fait que l'électrisation conserve ses effets, même avec des destructions très complètes de substance grise, se sont prononcés pour la négative. *Pourtant, à côté de la multitude de ceux qui nient, il y a le nombre fort respectable de ceux qui affirment.* Parmi ces derniers se distinguent MM. Franck et Pitres, dont il a déjà été parlé.

Ils ont constaté que si l'on fait agir l'éther sur le gyrus, les agitations et les convulsions se produisent moins facilement. Pour expliquer ce fait, ils admettent que l'éther a paralysé localement un centre moteur situé dans les circonvolutions.

Il est d'autres points encore sur lesquels MM. Franck et Pitres ne se croient en aucune façon obligés d'emboîter le pas aux opinions reçues. C'est ainsi qu'ils ont affirmé qu'*en mettant à nu, par abrasion, la substance blanche sous-corticale, elle devenait moins sensible à l'électricité.* C'est ainsi qu'ils ont observé que *l'excitation sous-corticale est incapable de produire des convulsions.*

Or, au dire de M. Couty, *ce sont là d'étranges erreurs.* Ce sont, à tout le moins, *des constatations en pleine contradiction* avec celles de Valentin, Longet et Vulpian, lesquels fondés sur leurs expériences, considèrent comme un fait absolument acquis à la science, que les parties sensibles du cerveau, c'est-à-dire les fibres blanches, deviennent de plus en plus excitables à mesure que l'on descend de la surface corticale vers les pédoncules qui leur servent d'aboutissant.

Si, sur ce point particulier, l'on compare la conclusion de MM. Franck et Pitres à celle de M. Couty lui-même, la contradiction devient plus manifeste encore, si possible. Les premiers, en effet, *font jouer le principal rôle à la substance corticale grise dans les convulsions qu'à l'aide d'excitations électriques on produit chez les animaux en expérience.* L'autre, tout au contraire dit : « *Le fonctionnement de la substance grise corticale ne joue aucun rôle dans les phénomènes moteurs produits par son électrisation.* » — M.Couty arrive à la même conclusion par ses expériences sur les animaux curarisés : « *c'est*, dit-il, *par la moelle et par le bulbe que l'électrisation cérébrale agit sur les muscles striés, et aussi sur les vaisseaux et les sécrétions.* »

Veut-on voir maintenant un échantillon de la manière dont opère M. Couty? L'animal qui lui sert de sujet est un singe-cébus. Mais laissons parler l'auteur lui-même : « J'ai enfoncé un petit couteau à lame recourbée dans le cerveau, je l'ai fait basculer; je jette l'animal à terre, il y reste; je l'approche, il ne remue pas; je menace ses yeux, je produis des bruits divers, je le touche, il ne réagit pas; alors je le presse plus fort et il agite violemment tous ses membres, ou même il se déplace sans arriver à fuir ou à éxécuter des mouvements coordonnés de défense. En un mot, ce singe ne voit pas, il n'entend pas, et sauf des secousses convulsives possibles et même assez fréquentes, il n'a pas de mouvements spontanés, ses fonctions cérébrales sont sûrement supprimées : il est dans le coma.»

Voilà, certes, une expérience radicale, mais que prouve-t-elle ? Rien jusqu'à présent, si ce n'est l'indifférence, peu enviable, du vivisecteur qui tourmente et torture sans pitié les animaux qui lui tombent sous la main.

M. Couty revient à plusieurs reprises s ur cette constatation qu'il y a des variations souvent très grandes dans chaque cas particulier. Après quoi, il fait cette réflexion quelque peu mélancolique, et qui devrait, semble-t-il, décourager les plus obstinés expérimentateurs :*«Ces variations, dues, probablement aux différences des réactions individuelles, il faudra peut-être attendre bien longtemps pour en essayer l'étude.»*

Ainsi voilà une question de première importance sans la solution de laquelle toutes les recherches des physiologistes tourneront nécessairement dans un cercle vicieux perpétuel. Et l'on nous déclare, naïvement, qu'il faudra sans doute attendre bien longtemps avant de pouvoir seulement en essayer l'étude. Vous vous figurez, aisément, à quelle époque lointaine se trouve rejetée, dans ces conditions, une solution satisfaisante et définitive du problème. En attendant, bien qu'un aveu comme celui de M. Couty dû faire renoncer à des expériences qui ne peuvent pas donner de résultats scientifiques sérieux, on continuera à supplicier par milliers les pauvres bêtes, depuis celles placées bas sur l'échelle des êtres, jusqu'à celles qui atteignent aux derniers échelons qui séparent l'animalité de l'humanité.

M. Couty, tort le premier, persiste dans ses expériences : c'est un tenace, un entêté. Malgré les nombreux obstacles qui se dressent devant lui, malgré les opinions contraires qu'il lui faut combatre chemin faisant, malgré le surcroit de difficulté qui, dans ses études, résulte forcément des

variations qui se présentent d'une espèce animale à l'autre,
ou d'un individu à l'autre de la même espèce, ou enfin d'un
même individu à des moments différents de l'expérience,—
malgré tout cela, il se cramponne à son sujet, le tourne et
le retourne dans tous les sens, l'examine sous toutes ses
faces, voulant, de toute l'énergie de sa conviction propre,
amener ses contradicteurs à reconnaître avec lui que le
cerveau n'est pas l'organe moteur. « Si, dit-il, les animaux pri-
vés de cerveau conservent toutes les formes de mouvement,
s'il suffit de suppléer l'excitation cérébrale par d'autres excitations périphériques pour les voir voler, nager, et même
se défendre et adapter leurs mouvements, *nous sommes évidemment en droit de conclure avec Flourens que le cerveau
n'est pas l'organe moteur, et qu'il agit sur les muscles comme
ses analogues. les appareils d'excitation périphérique, par
l'intermédiaire de la moelle.* »

Jusqu'ici le travail de M. Couty. Ce qu'il prouve par dessus
tout, c'est que les opinions des physiologistes sont aussi variées et aussi nombreuses que les phénomènes qu'ils étu-
dient. Ce qu'il prouve encore, c'est la faiblesse et le mal
fondé de leurs théories qui. à mesure qu'elles surgissent,
s'écroulent. ainsi que des châteaux de cartes au moindre
souffle.

Il ne nous reste plus, avant de prendre congé de notre
auteur, qu'à connaître la conclusion définitive de son long
travail. Elle est curieuse et triste à la fois, et vaut d'être
savourée à loisir. A défaut d'autre mérite, on ne peut lui
refuser celui de la modestie. Jugez-en plutôt : « *Si je ne
craignais d'être trop ambitieux, je dirais que ce travail de
cinq années doit servir surtout pour d'autres, comme il a
servi pour moi, à déblayer le terrain et à indiquer la vraie
voie.* »

Et voilà ! Après les expérimentateurs sans nombre qui,
soit avant Flourens, soit après lui, se sont occupés dans
leurs laboratoires de l'étude des fonctions du cerveau ; après
les théories multiples qui se sont successivement étayées sur

leurs expériences ; alors que l'on croyait certains points au moins définitivement hors de conteste, il faut, une fois de plus, jeter tout par dessus bord, délester le navire de toutes les matières encombrantes qui en gênent la marche, ou, pour me servir de l'expression même de notre auteur, il faut déblayer le terrain, et tout recommencer. N'est-ce pas effrayant? S'il en est ainsi aujourd'hui, il n'y a pas de raison pour ne pas renouveler à chaque instant toutes les expériences antérieures. Et la vivisection, au lieu d'être, comme on nous l'a tant dit et redit, la méthode scientifique par excellence ne se présenterait plus à notre esprit que comme un rocher de Sisyphe que nos physiologistes seraient condamnés à rouler éternellement vers le haut de la montagne sans jamais pouvoir en atteindre le sommet ; ou comme un nouveau tonneau des Danaïdes dans lequel au lieu d'eau, on verserait, sans fin, du sang, de la vie, de la souffrance, des supplices intolérables sans aucun espoir de pouvoir le remplir. — Le but fuit à mesure qu'on semble l'approcher, et l'incohérence augmente avec le nombre des expériences et des expérimentateurs.

Sans doute, toute science, à ses débuts, tâtonne, cherche sa voie, et ne se perfectionne qu'avec le temps. Mais qui donc oserait prétendre que la vivisection en est à ses débuts? Est-ce qu'on ne viviséquait pas dès l'antiquité? Est-ce qu'on ne viviséquait pas au moyen âge? Et depuis la Renaissance, les vivisections n'ont-elles pas été en augmentant sans cesse? N'ont-elles pas enfin, dans le dernier demi-siècle, pris un développement épouvantable, à ce point que, non contents des expériences de laboratoire, des étudiants, des femmes même s'exercent chez eux dans l'art de torturer les malheureuses bêtes?

Cela étant, prétendre que la vivisection en est encore à ses débuts, c'est se moquer du public. C'est pourtant ce qu'a fait Cl. Bernard, lorsque répondant, par prévision, à certaines objections possibles, il a osé dire : « Si l'on nous objecte qu'il est bien des maladies qu'on ne peut ramener à des phénomènes physiologiques, comme la rougeole, la variole, etc., nous répondrons que cette objection est une erreur de fait, en ce qu'elle ne tient pas compte de l'état actuel de la physiologie ; on raisonne comme si la physiologie était une science faite, achevée, tandis qu'elle n'est encore qu'à ses débuts ! (1) »

Si vaiment la vivisection n'en n'est qu'à ses débuts, si le passé ne compte pas ou compte à peine, que sera-ce donc plus tard ? Pour qui a suivi la marche de la physiologie expérimentale : pour qui a voulu se rendre compte des énormes abus auxquels elle a donné lieu jusqu'à ce jour, pour celui-là il y a de quoi s'effrayer en songeant à ceux infiniment plus grands que demain nous réserve. Mais ces messieurs se soucient médiocrement des sentiments que d'autres peuvent éprouver à la vue des horreurs qui se commettent dans leurs laboratoires. Avec une sérénité stupéfiante, avec une inconscience incompréhensible — mais voulue peut-être — ils vont taillant dans le vif sans trève ni merci, exactement comme si la douleur n'était pas un élément dont il fallût tenir compte. — Qu'on décompose autant de fois qu'on voudra une substance inerte, qu'on la divise et qu'on la brise, qu'on la manie à plaisir, qu'on la mélange ou la combine avec d'autres à l'infini, personne n'y peut trouver à redire, parce qu'il n'y a là place pour aucune souffrance. Mais quand il s'agit de la vie, quand il s'agit d'êtres sensibles, intelligents, capables d'appréhender,... une mesure s'impose dans l'expérimentation. L'homme n'a pas le droit d'aller en aveugle, mutilant, torturant sans pitié Il n'a pas le droit ? Que lui importe ? Les yeux fixés sur son intérêt, vrai ou supposé, il poursuit la réalisation de son désir sans souci des maux qui naissent sous ses pas. Comme le conquérant foule aux pieds les nations vaincues, sème les morts sur son passage, sombre moissonneur d'existences humaines, ainsi nos savants phy-

(1) Cl. Bernard. Phys. Opér. p. 58.

siologistes marchent, les pieds dans le sang, les bras rouges
jusqu'au coude, enveloppés dans les gémissements et les
cris de douleurs de leurs victimes,... le tout sous prétexte
de courtiser cette impudique qu'est devenue la science entre leurs mains.

Ne croyez pas que nous en ayons fini avec le cerveau
ni avec les excitations cérébrales. C'est un sujet inépuisable
auquel on revient sans cesse. J'ai, à plusieurs reprises déjà, mentionné les travaux de MM. Franck et Pitres. M. Couty, on se rappelle, a combattu plusieurs de leurs conclusions. Sans se laisser décourager, stimulés plutôt par les
critiques du professeur de Rio-de-Janeiro, ils se sont remis
à la tâche, *ont repris leurs « recherches expérimentales et
critiques sur l'excitabilité des hémisphères cérébraux.»*
Est-ce pour expérimenter dans les mêmes conditions que
M. Couty qui, on se souvient, déclarait expressément dans
son travail qu'il n'anesthésiait point les animaux en expérience. Est-ce pour toute autre rsison? toujours est-il qu'ils
écrivent ceci :*«Presque toutes nos expériences ont été prati-
quées sur des chiens ou des chats non anesthésiés. et nous
avons pris de grandes précautions pour éviter dans la mesure du possible, les grandes pertes de sang. les douleurs
prolongées, le refroidissement de la surface dénudée du cerveau, et en général toutes les causes qui sont de nature à
épuiser l'animal ou à modifier accidentellement l'excitabilité de ses centres nerveux (1).»*
Ce que nous voulons retenir de ces paroles, c'est qu'elles
sont un démenti très net donné à ceux qui, pour faire taire
les protestations du public, vont lui répondant, bien à tort,
qu'on n'opère guère que sur des animaux insensibilisés. Il
n'en est rien, comme on voit. Certaines expériences. d'ailleurs, celles particulièrement qui ont pour but l'étude des
fonctions du cerveau, n'ont et ne peuvent avoir de valeur

(1) Archives de Phys. Anuée 1885. t. I p. 11

qu'à condition que le cerveau soit dans son état normal, je veux dire non anesthésié. Et dans ce cas même, si nous nous en rapportons à ce qui précède, leur valeur se réduit à bien peu de chose, puisque les contradictions se multiplient et s'entassent à l'infini les unes sur les autres...

Mais poursuivons : Les recherches de M. Franck et Pitres étant à la fois critiques et expérimentales, ils rappellent dans le cours de leur travail les opinions de différents autres physiologistes. Et d'abord celle-ci de M. Ch. Richet : Des excitations, égales entre elles, mais répétées fréquemment, produisent un effet qu'une seule excitation égale aux premières, mais isolée, est impuissante à produire. »

Puis celles de MM. Bubnoff et Heidenhain, qui établissent que : 1º Des excitations isolées, inefficaces par elles-mêmes, peuvent devenir efficaces, si elles se succèdent assez fréquemment : 2º La sommation se produit d'autant plus facilement que l'intervalle qui sépare les excitateurs est plus court. Des intensités d'excitation qui, à des intervalles de trois secondes, ne donnaient aucune réaction, ont été rendues efficaces en raccourcissant les intervalles jusqu'à une seconde.

Peut-être n'était-il pas très nécessaire de faire de longues et douloureuses expériences sur des êtres vivants pour apprendre que la sommation de plusieurs actions successives produit un effet plus sensible qu'une seule action ayant la même intensité. — Il suffit de rappeler combien le son, par suite de la sommation des ondes, est plus intense sous une voûte murée, un pont, qu'en pleins champs. — Une mince couche d'eau, une couche d'air de faible épaisseur sont incolores, mais que la couche d'eau s'approfondisse, et que la couche d'air monte dans les espaces toutes deux se colorent pour notre œil. — Qu'on prenne une gaze d'un rose tendre. Sa nuance paraît à peine, quand elle est étalée, mais qu'on la plie de manière à mettre trois, quatre, cinq, six épaisseurs d'étoffe l'une sur l'autre : la couleur petit à petit ressortira claire et nette. — De même, pour citer un fait qui se rapproche davantage des expériences physiologiques en question, un cheveu arraché produit une piqûre à peine appréciable. Mais qu'après ce premier cheveu, on en arrache un autre, puis un autre encore, et ainsi longtemps à de très courts intervalles : la douleur ne tarde pas à devenir intolérable. Qui ne connaît la fameuse scène dans laquelle E. About peint l'étrange angoisse et l'atroce souffrance de l'homme qui doit subir *l'arrachement*, un à un, de tous ses cheveux ?... Mais ces choses sont trop simples, trop vulgaires pour servir à l'instruction de ceux qui ne comprennent pas qu'on puisse rechercher la vérité, ailleurs que dans les chairs pantelantes où ils aiment à fouiller à pleines mains.

Les choses d'ailleurs, il faut en convenir, ne vont pas absolument de même dans les deux cas. Lorsqu'on opère sur le vif, particulièrement sur le cerveau, les effets sont plus fugaces, plus variables.

Ainsi, les agitations, les convulsions, le tétanos, provoqués par l'excitation de la masse cérébrale, peuvent l'être également par une action directe sur les muscles, avec cette différence cependant, pour ce qui concerne le tétanos, que le tétanos musculaire déterminé par des *excitations sériées efficaces* sur le cerveau, se succédant avec rapidité, dure quelques secondes à peine, au lieu que celui produit directement sur les muscles par des excitations sur eux-mêmes, peut durer plusieurs minutes.

Un autre fait à remarquer, parce qu'il a été plusieurs fois constaté, c'est que les centres corticaux paraissent s'épuiser à la longue. Après un certain temps, les excitations demeurent sans effet, il n'y a plus de contractions musculaires. Mais cela encore est une de ces choses qui ne nécessitaient pas tant de recherches. Ne sait-on pas bien que le cerveau se fatigue, s'épuise, devient incapable d'aucun effort, aussi bien que les muscles de l'ouvrier qui peine et se surmène ?

Quelle est la valeur de l'excitation minime nécessaire pour provoquer des réactions musculaires? C'est ce qu'il serait intéressant de déterminer d'une manière absolue. *Malheureusement cette détermination est impossible.* Il faut renoncer à l'exprimer par un chiffre invariable. La raison en est facile à deviner. On n'a pas affaire ici à une matière inerte qui, dans des conditions identiques donne lieu toujours à des réactions ou à des manifestations identiques. L'animal en expérience est un être vivant, et la vie, chez tout individu, a quelque chose d'idiosyncrasique. De là vient que les conditions ne sont jamais les mêmes, ou si elles le sont, il y a toujours une action propre de la vie qui change d'une espèce à l'autre, d'un individu à l'autre, et, dans le même individu d'un instant à l'autre. Il ne faut donc pas s'étonner si la valeur du courant minimum efficace varie incessamment. Les dispositions individuelles de l'animal sur lequel on expérimente, son âge, sa race, son excitabilité générale, les agents anesthésiques auxquels il peut avoir été soumis, les excitations cérébrales antérieures, toutes ces choses et beaucoup d'autres encore, sont autant de causes qui expliquent les variations constantes et désespérantes au milieu desquelles les plus habiles, les plus sagaces, s'embarrassent, s'embrouillent, impuissants à en découvrir le sens ou la source profonde.

Pour provoquer des mouvements, il suffira, chez tel chien donné, d'exciter la zone motrice avec des courants à peine sensibles à la langue; chez tel autre, tout en agissant sur le même centre cortical, on n'obtiendra une contraction appréciable qu'à condition d'employer un courant notablement plus énergique. En général, avec les chiens jeunes, turbulents, de race fine, alertes, on remarque des réactions cortico-musculaires plus prononcées et plus faciles que sur les chiens vieux, tranquilles et de race commune. *Ce serait une erreur toutefois de croire qu'il y a là une règle absolue. Dans la pratique, beaucoup de sujets y font exception.*

Il arrive que lorsque les circonvolutions sont légèrement enflammées, il se produit à un certain moment, une hyper-activité considérable, tellement que les courants les plus légers suffisent pour déterminer des réactions musculaires d'une grande intensité et que le simple attouchement du cerveau avec une éponge ou un fragment d'amadou peut provoquer des convulsions épileptiformes. Mais cette suractivité ne dure, en général, que fort peu de temps ; et pour peu que l'inflammation augmente, l'excitabilité de l'écorce non seulement diminue, mais peut même totalement disparaître.

Veut-on savoir comment l'excitation corticale va, à travers le cerveau, communiquer le mouvement aux muscles? Voici ce que pensent et disent à ce sujet MM. Franck et Pitres : « Les différents territoires fonctionnellement distincts de l'écorce sont représentés dans le centre ovale par des faisceaux nerveux physiologiquement séparés. De chaque territoire cortical part une gerbe de fibres blanches qui s'enfonce directement dans le centre ovale en se dirigeant vers la capsule interne et qui conserve dans tout son trajet intra-cérébral la même indépendance fonctionnelle que le territoire cortical auquel elle est attachée. *C'est par ces faisceaux sous-corticaux, et par ces faisceaux seulement, que les excitations de l'écorce se transmettent aux centres nerveux sous-jacents.* » — Il est bien entendu que cette explication n'engage que MM. Franck et Pitres, et que si nous interrogions sur ce point un autre auteur, la réponse serait différente.

Le 18 juin 1881, M. Brown-Séquard faisait à la *Société de biologie* une communication dans laquelle *il affirmait l'excitabilité de la surface de section du corps calleux, disant que la faradisation provoquait des mouvements du côté du corps où elle était faite.*

MM. Franck et Pitres ont essayé les mêmes expériences : *il ne leur a pas été possible d'obtenir les résultats dont parle*

M. Brown-Séquard. Ils ont toujours trouvé les surfaces de section du corps calleux inexcitables avec des courants bien localisés et appliqués sur des parties du corps calleux non mouillés.

Un certain nombre d'auteurs ont voulu comparer l'excitabilité de l'écorce grise et de la substance blanche sous-jacente. Dans ce but, ils ont cherché à évaluer la valeur minima des excitations qui, appliquées sur le centre ovale, étaient susceptibles de provoquer des réactions musculaires. Le résultat a été celui que nous avons tant de fois dû constater dans le cours de cette revue des études physiologiques : *les uns ont conclu à la plus grande excitabilité de la substance grise.* MM. Carville et Duret, qui, entre autres, se sont occupés de cette question, pensent que « *l'excitabilité de la substance blanche est d'autant plus grande qu'on se rapproche davantage de la région capsulaire.* »

Cette dernière opinion paraît à MM. Franck et Pitres pouvoir donner en partie la clef des contradictions qui partagent les vivisecteurs sur ce point.

Ne quittons pas MM. Carville et Duret sans leur emprunter encore quelques renseignements. *On aurait tort,* suivant eux, *de conclure de la différence dans les effets déterminés par un même courant, que la substance blanche est moins excitable que la grise.* Voici pourquoi : quelque soin qu'on prenne pour étancher la surface de section, elle est toujours plus humide que la surface des circonvolutions intactes. Il en résulte que les courants diffusent plus facilement. Si donc on veut obtenir un effet déterminé, on est obligé de compenser les pertes produites par la diffusion, par une augmentation de l'intensité du courant excitateur. Ils appuient leur opinion sur l'expérience ingénieuse suivante : Ils électrisent l'écorce avec un courant faible, notent les effets obtenus par ce courant, puis cautérisent la substance grise. Aussitôt après, avec le même courant, ils obtiennent les mêmes effets qu'avant la cautérisation, parce que, disent-ils, il n'y a pas de causes d'exagération de la diffusion des courants.

Fort bien. Mais si l'observation est exacte, si l'expérience a été conduite avec cette sagacité et cette prudence auxquelles aucun détail n'échappe, dans ce cas, les observateurs ultérieurs qui se placeront exactement dans les mêmes conditions, et opéreront avec le même soin scrupuleux, devront nécessairement pouvoir constater les mêmes faits, à moins, nous le répétons, que la méthode elle-même ne soit vicieuse.

Or, MM. Franck et Pitres, qui, précisément, sont parmi les observateurs ultérieurs dont nous parlons, *sont bien loin d'avoir obtenu les mêmes résultats que MM. Carville et Duret.* De quelque manière qu'ils aient opéré, qu'ils aient eu recours à la cautérisation ou à l'abrasion de l'écorce, toujours ils ont vu que, toutes choses étant parfaitement égales d'ailleurs, *l'excitation de la substance blanche sous-corticale nécessitait un courant plus intense que l'excitation de la substance grise de la zone motrice.*

Comme toutes ces opinions se heurtent! Quelle cacophonie étourdissante sort de toutes ces recherches. M. Vulpian, qui s'est, lui aussi, occupé de la question, ne dit ni oui ni non. La substance grise corticale de la zone motrice est-elle excitable, ou ne l'est-elle pas, il n'en sait rien. *Il pense simplement que rien ne démontre son excitabilité,* et cela par cette raison qu'il est « impossible de savoir si les effets de l'électrisation de la substance grise sont dus à l'excitation de la substance grise elle-même ou à la stimulation de la substance blanche sous-jacente. (Vulpian, leçon du 29 juin 1876, recueillie par M. Bochefontaine et publiée dans le Journal de l'École-de-Médecine.)

M. Couty, on ne l'a pas oublié sans doute, *veut que la subsance grise corticale soit inexcitable,* et ne joue aucun rôle dans les phénomènes produits par l'excitation de la surface du cerveau. Suivant d'autres auteurs, *une chose démontrerait,* à n'en pouvoir douter, *l'intervention active de l'écorce*, ce sont les formes toutes spéciales du tétanos cortico-musculaire et l'explosion des accès convulsifs épileptiformes qui ne s'observent jamais à la suite des excitations de la substance blanche sous-jacente. Tout disposés d'ailleurs à concéder quelque chose, ces mêmes auteurs remarquent que la substance grise excitable ne signifie point la non-excitabilité de telles autres parties.

Toutes ces appréciations si diverses, si contradictoires, et par cela même si embarrassantes, ont cependant leur bon côté : il y en a pour tous les goûts. Comme dans un magasin richement assorti, chacun y trouve ce qui convient à sa fantaisie, un vêtement approprié à sa taille, avec les nuances appropriées à ses yeux. Êtes-vous pour la plus grande excitabilité de la substance grise de la zone motrice, adressez-vous au rayon de MM. Franck et Pitres. Préférez-vous que la substance grise corticale et la substance blanche sous-jacente soient également sensibles à l'électrisation, veuillez-vous rendre auprès de MM. Carville et Duret. Vous plaît-il que la substance grise corticale soit inexcitable et ne joue aucun rôle dans les phénomènes produits par l'excitation de la surface du cerveau, M. Couty, de Rio-de-Janeiro, tient cette marchandise à votre disposition. Êtes-vous de ces sages pour qui les choses peu voyantes, de couleur grise, terne, indécise, ont un charme tout particulier, demandez à M. Vulpian, vous serez servis à souhait ! !

Quant à reconnaître la vérité dans ce tohu-bohu qui fait le bonheur de nos vivisecteurs, quant à savoir de quel côté on risque le moins de s'égarer, mystère et silence ! Tous ont fait les mêmes expériences ; tous prétendent s'être mis à l'abri de toutes les causes d'erreurs possibles... et tous se contredisent ! O vivisection, voilà bien de tes coups !

N'abandonnons pas le cerveau, sans parler encore de M. Eugène Dupuy. Lui aussi s'est occupé de l'étude des centres appelés *psycho-moteurs*, situés, comme on sait, autour du sillon crucial. Sa manière d'opérer ? A l'aide d'un couteau tranchant, il enlève, à un chien, toute la superficie de ces centres dans les deux hémisphères cérébraux, et ce, jusqu'à une profondeur de trois millimètres,

Le chien ainsi mutilé guérit en peu de jours. Il paraît hyperesthésique : il suffit qu'on le frotte à contre-poil, ou qu'on lui serre ou pique légèrement la peau, pour qu'il pousse des cris de douleur. Mais on ne remarque en lui ni paralysie ni parésie du système moteur ; il marche, il court, il se sert de ses quatre membres, ainsi qu'il faisait avant l'extirpation des centres psycho-moteurs.

Ce résultat est en contradiction formelle avec ceux obtenus par d'autres expérimentateurs. Ne croyez pas que M. Dupuy s'en effraie. Il demande, au contraire, « que l'on retienne surtout ce fait que les mouvements spontanés ou provoqués des quatre membres, dont les soi-disant centres psycho-moteurs n'existent plus dans les deux hémisphères, sont parfaitement normaux de toute façon. (1) »

M. le Dr Eug. Dupuy ne s'arrête pas là, mais revient ultérieurement sur cette même question dans une note dont le titre dédaigneux : *Des prétendues fonctions motrices de la substance corticale du cerveau du chien,* — est tout un programme.

« Il me paraît donc clair, y dit-il, que l'existence de la substance grise des circonvolutions cérébrales autour du sillon crucial n'est pas essentielle à la production ni à la conservation des mouvements des quatre pattes du chien, mouvements voulus, différenciés, adaptés vers un but. »

Ce n'est pas qu'il ignore les travaux de ses confrères ni les arguments à l'aide desquels *divers physiologistes ont essayé d'établir le contraire,* — arguments dont un des plus forts serait que « les convulsions épileptoïdes ne surviennent jamais, chez le chien, que lorsqu'on irrite, en la

(1) Comptes-rendus de la Soc. de Biol. Année 1886, p. **74.**

faradisant, la substance grise, et que les autres éléments
du cerveau sont impuissants à leur donner naissance »

Mais ces arguments ne pèsent guère auprès de M. Dupuy.
Appuyé sur ses propres expériences, invoquant au besoin
celles de ses contradicteurs, il demeure persuadé « que
l'intégrité de la substance grise des circonvolutions corti-
cales du cerveau du chien n'est pas indispensable pour
que la faculté de produire des mouvements spontanés, différenciés et adaptés vers un but, soit parfaite. *Il n'est pas
démontré qu'on puisse la faire entrer en jeu par aucun
moyen actuellement connu, lorsqu'elle est à l'état physiologique* (1). »

Il semblerait, au reste, que M. Eug. Dupuy ait fait la
gageure de contrecarrer, ou de réduire à néant toute opinion ou théorie exposée par l'un quelconque des nombreux
vivisecteurs qui pullulent dans le monde. C'est ce qu'il
vient de faire avec une observation de MM. Franck et Pitres. C'est ce qu'il se propose de faire avec une observation de MM. Carville et Duret qui avait eu cependant, jusqu'à lui, une fortune inespérée. On l'avait accueillie en
Italie, en Allemagne, en Amérique et surtout en Angleterre, dans les deux éditions de l'ouvrage de Ferrier. Elle
consiste en ceci :

MM. Carville et Duret ayant mis à nu l'hémisphère cérébral d'un chien, et ayant appliqué le courant faradique aux
centres psycho-moteurs, les mouvements musculaires ordinaires ne se sont pas produits, même lorsque le courant
devenait très fort. Comment expliquer une si étrange ano-
malie? Nos auteurs pensèrent qu'il en fallait chercher la
cause « dans une vaste cavité remplie de liquide, occu-
pant la substance médullaire, entre la substance corticale
de l'hémisphère et le corps strié. » Et l'expérience, suivant
*eux, démontrerait « que l'électricité appliquée aux circon-
volutions cérébrales du chien agit bien sur les éléments
nerveux en contact avec les électrodes.* »

(1) C. R. de la Soc. de Biol. Année 1887, p. 790-791.

Tel n'est pas l'avis de M. Dupuy, *qui ne reconnait pas à cette expérience la valeur qu'on lui attribue*. A l'en croire, elle confirmerait plutôt l'opinion qu'il a toujours soutenue : « à savoir que, loin d'établir que les circonvolutions cérébrales autour du sillon crucial du chien à l'état normal sont excitables par l'électricité (ou n'importe quel agent physique, chimique ou mécanique), au contraire, elle fait voir que l'électricité agit sur d'autres éléments, et que, dans l'expérience de Carville et Duret, il s'agit d'une simple question de conductibilité et diffusion d'électrolyse et de court circuit. »

MM. Carville et Duret, toujours d'après M. Eug. Dupuy, ni ceux qui les citent, n'ont évidemment pas tenu compte des propriétés des courants électriques employés dans leurs expériences. S'ils l'avaient fait, *ils n'auraient pas cru avoir démontré erronées les conclusions émises par notre auteur depuis 1873 sur la valeur des résultats obtenus par Fritsch et Hitzig, et par Ferrier.*

M. Dupuy ne se contente pas d'opposer théorie à théorie, il oppose expérience à expérience. Il prend un chien qui a déjà subi la perforation de la boite crânienne au niveau du lobe occipital d'un côté, — et met à nu l'hémisphère cérébral de ce côté. Les circonvolutions, autour du sillon crucial, paraissent parfaitement normales. On y applique le courant faradique : impossible d'obtenir le moindre mouvement musculaire.

On sectionne alors la surface cérébrale, et il se trouve « que le ventricule était très dilaté, et que, en vérité, il y avait un kyste qui commençait au point de la ponction faite plusieurs mois avant au lobe occipital et s'étendant au ventricule, et qui était plein d'un liquide citrin. »

M. Dupuy, poursuivant son observation, fend la calotte formée par le tissu des circonvolutions, applique un courant faradique, juste sensible au bout de la langue, sur la surface du corps strié, et que voit-il ? *Tous les phénomènes qu'il a souvent décrits, et qui, ajoute-t-il dédaigneusement,*

et entre parenthèses, *n'ont pas été vus par certains physio-*
logistes, parait-il.

Si l'on trouvait que l'expérience de M. Dupuy n'est pas
plus probante que celle de MM. Carville et Duret, je n'y
contredirais pas. Mais ma tâche étant celle d'un simple
rapporteur, je me contente d'exposer les théories et les
observations de nos physiologistes, telles quelles, comme
aussi de donner libre carrière aux héros intrépides, grands
pourfendeurs de leurs vaillants confrères en vivisection.
S'il y a plaies et bosses, si plus d'un se retire de la lice
plus ou moins endommagé, ce n'est pas mon affaire, à
moi, simple spectateur, et historien fidèle des grands
coups qui se portent.

Mon unique souhait, c'est que ces luttes sans issue ouvrent les yeux du public, afin que, par son intervention
énergique, il soit mis un terme à des expériences que rien
ne justifie ni n'excuse.

Physio-pathologie du cervelet

Sous ce titre, M. le professeur Filippo Lussana a publié,
dans les *Archives italiennes de Biologie* (Année 1886,
p. 145-157) une étude dont je vais essayer de résumer les
points les plus importants.

Le cervelet a longtemps été considéré comme le siège
des mouvements involontaires, surtout pour la respiration
et la circulation. Avec Rolando et Flourens, la question
changea de face. Le premier, qui fit des expériences sur
le cervelet de quatre classes de vertébrés, fut amené à le
considérer comme *le centre de la production de la force
musculaire.* Le second, après une étude attentive et de
nombreuses observations, crut devoir en faire le *coordinateur des mouvements volontaires.*

Nous voici donc déjà en présence de trois opinions qui
n'ont entre elles aucune espèce de rapport :

1º *Le cervelet est le siège des mouvements involontaires ;*

2º *Le cervelet est le centre de la production de la force musculaire ;*

3º *Le cervelet est le coordinateur des mouvements volontaires.*

Ces opinions contradictoires, il importe de le remarquer, sont toutes sorties des expériences physiologiques, c'est-à-dire qu'elles ont une même base, le fait : le fait, observé *in anima vili.*

Or, les faits, a-t-on dit, sont des choses brutales contre lesquelles échouent les arguments les plus subtils, les raisonnements les plus logiques. — Oui, mais encore faut-il que le fait soit certain, incontestable, évident. En est-il ainsi dans le cas présent? Non, puisque sur un même fait, l'expérimentation physiologique, on a pu édifier trois théories qui se contredisent du tout au tout.

Mais ce n'est pas tout. Si l'expérimentation a conduit les expérimentateurs à des conclusions qui ne prouvent rien, absolument rien, puisqu'elles s'annulent les unes les autres, elle a encore un autre défaut, plus grave peut-être, c'est de se trouver en désaccord avec la pathologie, non moins qu'avec elle-même.

Que disait la vivisection entre les mains de Rolando ? Qu'il y avait *perte de la force musculaire,* lorsque le cervelet avait subi une lésion.

Et entre les mains de Flourens ? Que *les mouvements,* de *coordonnés* qu'ils sont avec un cervelet intact, deviennent *désordonnés* avec un cervelet lésé.

Or, la pathologie tient un tout autre langage. Ni la perte de la force musculaire de Rolando, ni les phénomènes tumultueux de Flourens ne s'observent dans les maladies du cervelet.

Cela signifie, ce me semble, que toutes les opérations, si douloureuses, des vivisecteurs, sont, non pas la voie royale, capable préférablement à toute autre, de conduire à la *vérité vraie,* — mais un chemin de traverse où l'on risque de s'égarer, où l'on s'égare effectivement à tout instant, au grand détriment de la science et de l'humanité.

M. le professeur Filippo Lussana, qui attribue au traumatisme opératoire (première période expérimentale) les phénomènes observés par Rolando et Flourens, non content de critiquer les expérimentateurs, ses prédécesseurs, nous présente, à son tour, une théorie qu'il formule en ces termes : « *Je fus conduit à considérer le cervelet comme l'organe central pour le sens musculaire de mouvements volontaires de translation.* »

Un peu plus de simplicité et de clarté n'auraient peut-être pas nui à la pleine compréhension de l'idée exprimée par M. Lussana dans cette phrase où il condense *le résultat des opérations faites sur le cervelet de plusieurs centaines d'animaux.*

A la vérité, les seuls sujets « qui fournissent un exemple positif de la perte des fonctions cérébellaires » sont ceux qui peuvent être conservés en vie pendant des mois ou même des années, après avoir subi l'opération du cervelet : et c'est, nous dit M. Lussana, le très petit nombre. Les autres, ceux qui succombent plus ou moins rapidement, dans les jours qui suivent l'expérience, ne peuvent fournir que des renseignements erronés, *à cause* « *des complications dues à de très graves phénomènes irritatifs.* »

L'auteur entre ensuite dans des détails circonstanciés intéressants sur le siège et le fonctionnement du cervelet. Citons textuellement ses paroles :

« Le cervelet est le seul organe nerveux qui soit sur la ligne médiane ; il unifie l'innervation des deux moitiés du corps. Les autres organes cérébraux spinaux restent au contraire anatomiquement et physiologiquement assez divisés sur la ligne médiane, pour qu'une moitié influe sur une moitié du corps, et généralement sur la moitié opposée. La lésion d'un de ces organes (un hémisphère, un corps strié, un thalamus, un des corps quadrijumeaux, un cordon médullaire, etc.) produit des phénomènes unilaté-

raux. La lésion d'une partie quelconque du cervelet produit au contraire des phénomènes *bilatéraux*, c'est-à-dire
identiques et simultanés dans les deux moitiés du corps.
Dans le cervelet, qui est un *organe collectif*, se fendent et
s'unifient les innervations coordinatrices des *deux côtés*, et
se perçoit le centre de gravité du corps dans la station et
dans la locomotion. Le cervelet, comme organe central du
sens musculaire, doit percevoir *la résultante* des poids et
des efforts des diverses parties du corps (colonne vertébrale
et membres) de façon à en mesurer le centre de gravité,
dans leurs mouvements si complexes et leurs positions si
variées. Si un hémisphère cérébellaire ne percevait le poids
que d'une moitié du corps, et pas de l'autre, l'équilibre
des deux moitiés ne serait pas possible. Il résulte de cela
que toutes les parties du cervelet peuvent réciproquement
se suppléer, parce que toutes ont la même influence sur
les deux moitiés du corps. De plus, le cervelet peut subir
de plus grandes pertes anatomiques que tout autre organe,
avec la plus petite perte fonctionnelle. *Toutes mes expé-*
riences, et plus encore celles de Luciani, démontrent l'indi-
visibilité de l'unité fonctionnelle du cervelet. »

Ces explications semblent ne rien laisser à désirer. Elles
sont claires et nettes. Pas l'ombre d'une hésitation ou d'un
doute. L'auteur aurait-il donc été plus heureux dans ses
recherches que ceux qui l'ont précédé ? Il le croit et l'affirme. Mais tous n'en font-ils pas autant, quand ils nous
initient aux résultats de leurs expériences ? Il serait donc
imprudent de sortir de la réserve que commande l'incertitude des observations physiologiques, d'autant plus que
postérieurement au travail de M. le professeur Lussana,
M. le Dr Eug. Dupuy termine une de ses communications
à la *Société de Biologie*, par cette phrase que je souligne :
« *J'ai l'intention de revenir sur ce sujet de la physiologie*
du cervelet et de montrer que cet organe n'est pas le siège
des fonctions qui lui ont été jusqu'ici attribuées. (1) »

(1) Comptes-rendus de la Soc. de Biol. Année 87, p. 637.

S'il faut s'en rapporter à ces lignes, tout serait remis en question, malgré la superbe assurance de M. Lussana. Et ses expériences, pas plus.que celles des autres vivisecteurs, pas plus que celles, sans doute, de M. Dupuy lui-même, ne mériteraient de fixer l'attention, toutes donnant ou ayant donné des résultats également illusoires et trompeurs!

Oh! c'est une singulière science que la vivisection. Dans les conditions où nous la voyons fonctionner, avec les conclusions incessamment renouvelées et renouvelables qu'elle autorise, — et favorise, — il n'y a pas à craindre qu'on l'épuise jamais, qu'on en trouve jamais le fond. On y versera des flots de sang sur des flots de sang, des flots de douleur sur des flots de douleur, rien n'y fera. Et quant à la connaissance de la vérité, qui est le prétexte, la cause ou le but de ces horribles débauches de tortures, elle fuira dans l'avenir, comme elle a fait dans le passé, *les savants · qui ont la folle et criminelle prétention de trouver le secret de la vie en procurant la mort.* Mais comment ne pas s'indigner et s'attrister en songeant aux déplorables victimes sur lesquelles planera indéfiniment, jour après jour, et année après année, la menace d'être jetées à nos physiologistes expérimentateurs, pour qu'ils puissent, sans trève ni relâche, se livrer au dévergondage scientifique dont ils se sont fait une loi?

Pour terminer, — *in cauda venenum,* — *M. le professeur Lussana dirige une attaque à fond de train contre M. Ferrier,* un de ceux qui se sont le plus passionément adonnés à l'étude des fonctions du cerveau. C'est dire que les conclusions de l'un ne sont pas celles de l'autre. Et voyez quelle aménité dans la discussion : Ce n'est pas ma faute, dit M. Lussana, si Ferrier soutient que *les affections du sens musculaire chez l'homme ne se produisent jamais sous une autre forme que celle de l'anesthésie tactile.* Je lui réponds que dans les maladies du cervelet, c'est *le sens musculaire qui est lésé et non le sens tactile. Dans certains cas,* (je le répéterai avec Jaccoud et le dirai aussi pour mes propres observations) *la sensibilité cutanée est conservée.* Je dirai en outre que chez les animaux opérés au cervelet *la sensibilité cutanée est toujours conservée, tandis que le sens coordinateur des mouvements volontaires de locomotion est toujours lésé.* »

Dans son numéro de septembre 1888, *la Revue chrétienne* publiait un article intitulé : *La Médecine métaphysique.* On y lisait, entre autres choses, que « les drogues n'ont pas de vertus curatives qui leur soient propres ; l'arnica, l'opium, la quinine n'exercent une action que parce que les hommes s'imaginent que ces substances doivent produire un certain effet. » Quant à l'objection qu'un poison pris par mégarde peut causer les accidents les plus funestes, on y répondait à peu près en ces termes : Qu'à un enfant ne connaissant rien de l'arsenic, on administre une dose réputée suffisante pour entrainer la mort, il est probable que cet enfant mourra. Cependant, ce n'est pas l'arsenic qui l'aura tué. Mais la notion que cette substance tue étant universellement répandue, existait chez l'enfant par hérédité, et quoique inconsciente, c'est elle qui aura amené le trouble devenu mortel.

Si l'on pensait que cette idée, passablement originale, n'a que des rapports très éloignés avec la question qui nous occupe, je demanderais qu'on voulût bien patienter un peu, et suivre jusqu'au bout la théorie de la *Médecine métaphysique.*

« De même, continue l'article déjà cité, de même chez les animaux soumis par des savants à certaines expériences, les substances employées ont amené certains résultats, *parce que l'idée préconçue de ces résultats existait dans l'esprit des savants, et c'est cette idée qui, en passant dans l'entendement du chien, y cause une frayeur généralement mortelle.* »

Théorie singulière, absurde, chimérique, dira-t-on. Soit ; mais est-ce qu'en repassant les innombrables contradictions de la vivisection ; est-ce qu'en voyant comment les mêmes expériences, sur les mêmes animaux, par des expérimentateurs différents, conduisent à des résultats absolument dissemblables, on n'en vient pas à se demander si, au fond, elle ne contiendrait pas quelque parcelle de vérité ? Elle expliquerait en tout cas, très simplement et mieux qu'aucune autre, les divergences de nos physiologistes, en nous montrant ceux-ci dupes d'eux-mêmes et de leurs sujets... lesquels ne donneraient jamais qu'une réponse, celle qui, dès avant l'expérience, existait dans le cerveau de l'expérimentateur. Dupés, ils le sont sûrement, puisqu'ils n'arrivent pas à se mettre d'accord. Mais pourquoi faut-il que tant de milliers d'animaux soient torturés pour une duperie ?

Ainsi donc, les malades, comme les animaux en observation, présenteraient surtout, et avant tout, dans leurs maladies, ou dans les expériences auxquelles on les soumet, *les phénomènes prévus ou préconçus par leurs médecins ou leurs tortionnaires*. De cette façon, on comprendrait sans peine qu'en Italie, — M. Lussana est Italien, — les hommes atteints au cervelet, *ont le sens musculaire lésé*; au lieu qu'en Angleterre, — M. Ferrier est Anglais, — *c'est le sens tactile, qui, dans le même cas, se trouve ne plus fonctionner*. De même pour les animaux : lorsqu'à Londres on en opère un au cervelet, *la sensibilité cutanée disparaît*; à Rome, au contraire, dans les mêmes conditions, *c'est le sens coordinateur des mouvements volontaires de locomotion, qui n'existe plus !*

O science ! que de folies on dit en ton nom ! Que de crimes se cachent sous ton ombre ! Et comme il faut que nous t'aimions pour ne pas te prendre en horreur en voyant ce que tu es devenue entre les mains d'un certain nombre de tes courtisans !

J'ai rapporté la phrase par laquelle M. Eug. Dupuy annonce qu'il a l'intention *de montrer que le cervelet n'est pas le siège des fonctions qui lui ont été jusqu'ici attribuées.*

Je n'ai pas besoin d'autres arguments *pour réduire à sa juste valeur* cette dernière prétention de M. le professeur Lussana : « *Les objections qu'on a soulevées, pendant ce temps d'épreuves* — trente-cinq ans de vie et de luttes — *contre la théorie qui fait du cervelet le centre nerveux du sens musculaire, n'ont pu que la rendre plus nette et plus forte en lui donnant le caractère d'une vérité démontrée.* »

Puisque j'ai tant fait que de citer M. Eug. Dupuy, ne le quittons pas sans le mettre quelque peu à contribution. « Il est facile d'observer, dit-il, après les lésions du cervelet chez les animaux, tous les phénomènes décrits par Flourens et ceux qui l'ont suivi jusqu'aujourd'hui. *On trouve ainsi des arguments tirés de faits expérimentaux, pour établir presque toutes les théories* — et l'on sait si elles sont nombreuses ! — *reçues à différentes époques depuis Rolando jusqu'à Ferrier et ceux qui le suivent.* »

Mais si, au lieu d'une ablation partielle, on fait l'extirpation complète du cervelet, et qu'on coupe entièrement les pédoncules, au même niveau, le tout en un seul temps, — dans ce cas, chose curieuse, *les troubles locomoteurs, observés tout à l'heure, ne se présentent pas.* Seulement *on remarque* « *un affaiblissement extrême de la force des mouvements de l'individu tout entier.* » Ceci ramènerait à la théorie de Rolando si cavalièrement traitée par nombre de physiologistes.

Encore un coup, il ne s'agit pas de nous prononcer sur la question en elle-même. Ce serait plus que de la témérité, lorsque *les hommes du métier* ne parviennent pas à s'entendre. Ce nouvel exemple doit montrer simplement, une fois de plus, dans quel cercle sans issue se meuvent et s'agitent nos physiologistes expérimentateurs.

Mentionnons encore quelques expériences : Magendie, on le sait, *a sacrifié plusieurs milliers d'animaux* pour ses expériences sur les nerfs. C'est à lui qu'on doit cette observation, que si l'on pique les pédoncules du cervelet, *il se produit une rotation qui se fait du côté opposé au côté lésé.*

Ce fut une occasion, pour d'autres expérimentateurs, d'essayer une opération à laquelle ils n'avaient pas songé auparavant. Longet, en autres, répéta l'expérience, et, ô surprise, observa que *la rotation avait lieu, non,* comme l'avait affirmé Magendie, *du côté opposé au côté lésé, mais du côté même de la lésion.*

Il était difficile d'être moins d'accord. D'où venait cette contradiction à propos d'un même fait ? S'il en fallait croire Cl. Bernard et Schiff, l'erreur de Magendie et de Longet, — car tous deux se trompent, — s'expliquerait par ce fait que, le pédoncule étant large, aucun des deux expérimentateurs n'en aurait lésé la totalité. Celui-là, — Magendie, — n'aurait fait porter les lésions que sur les parties antérieures où existent des fibres déjà entrecroisées ; celui-ci, au contraire, — Longet, les aurait fait porter sur la moitié postérieure où les fibres n'ont encore subi aucune décussation. La mutilation n'était donc pas la même dans les deux cas ; dès lors on comprend que les mouvements aient eu lieu, pour Magendie, vers le côté opposé, pour Longet, vers le côté même de la lésion.

Telle est l'explication de Cl. Bernard et de Schiff. Mais est-ce l'expression de la vérité ?

LA TEMPÉRATURE DU CORPS DANS SES RAPPORTS AVEC LES PIQURES, LES CAUTÉRISATIONS ET LES TRAUMATISMES DU CERVEAU. — M. Ch. Richet a assidûment étudié cette question. Mais il n'est ni le seul ni le premier qui s'y soit appliqué. Plus d'un, avant lui, y avait consacré le meilleur de son temps et de son talent.

Pourquoi donc reprendre une tâche que d'autres avait faite et refaite ? Ah ! c'est qu'ici comme partout, comme toujours, les contradictions abondent, au lieu de l'unité de vues et de conclusions qui serait nécessaire. Selon les opérateurs, les effets des lésions du système nerveux central sur la température sont tout-à-fait variables. « Ainsi, — je cite textuellement M. Richet. — *M. Lewizky contredit les observations de M. Tscheschischin ; M. Küssner n'est arrivé qu'à des résultats négatifs ; M. Rosenthal n'a pu se former,* d'après ses propres expériences, *une opinion définitive,* et il incline plutôt à penser que les phénomènes thermiques ne sont que des phènomènes vaso-moteurs. *Surtout MM. Brück et Gunter sont arrivés à des résultats différents, puisque sur vingt-trois expériences, onze fois ils ont eu un résultat positif et douze fois un résultat négatif. M. Schreiber ne peut pas non plus,* dit-il, *conclure pour l'existence de centres modérateurs ou excitateurs de la chaleur* (1).

Un autre expérimentateur en ce domaine, M. Wood, *pense que la section de la moelle à la région cervicale augmente la production de la chaleur.* Il en serait de même de la piqûre, de la section et de la destruction de la protubérance.

Quant à son opinion touchant la température dans les lésions du cerveau proprement dit... Sur vingt-six expérience dans lesquelles le cerveau a été, ou piqué, ou cautérisé, *il a observé onze fois une diminution de chaleur, et quinze fois, une augmentation.* — D'autre part, sur dix expériences où la protubérance a été lésée, neuf ont donné une augmentation de chaleur, dans des proportions consirables.

Pour M. Wood donc, le problème est loin d'être définitivement résolu, et, dans cette incertitude, au moins, il se rencontre avec plusieurs de ses co-chercheurs.

M. Ch. Richet est beaucoup plus affirmatif. Après de nombreuses expériences, il croit « pouvoir admettre, omme démontré, que *la piqûre, la cautérisation, l'excitation mécanique et traumatique des hémisphères cérébraux ont un effet hyperthermique, presque sans exception.* »

Mais entre ce qu'un auteur croit pouvoir admettre et ce qui est réellement, il y a généralement très loin, surtout en science vivisectionniste !

(1) **Archives** de Phys. Année 1885, t. II. p. 467 et suiv.

Outre cette hyperthermie, que M. Ch. Richet admet, quoiqu'elle ne soit pas rigoureusement prouvée, un autre phénomène se manifesterait, —je dis : *se manifesterait*, parce qu'il n'est pas absolument certain que la chose soit, — à la suite des piqûres, cautérisations ou autres lésions du cerveau. Il surviendrait une surexcitation très curieuse chez l'animal. — On sait, par exemple, combien sont gauches, paresseuses et maladroites, les allures des lapins dits de chou qui vivent, en général, dans des cages très étroites. Or, qu'on prenne un de ces lapins, qu'on pique, qu'on cautérise, ou qu'on excite mécaniquement ses hémisphères cérébraux. Aussitôt tout change , l'animal devient « farouche, saute avec une agilité extrême, se sauve en faisant des bonds prdigieux dès qu'on approche, dresse les oreilles comme font les lièvres ou les lapins de garenne, et n'a plus les oreilles traînantes des lapins de chou. » De même, « les canards, les poules ainsi opérés, courent sans pouvoir, pour ainsi dire, s'arrêter. Ils se lancent en avant, et quoiqu'ils ne soient aucunement aveugles, ils vont buter contre les obstacles qui arrêtent leur course. »

Notre auteur continue. *Ce double phénomène*, dit-il, *accroissement de température et accroissement d'excitabilité psychique suit invariablement la lésion du cerveau*, quelle qu'elle soit. qu'il s'agisse d'une piqûre, d'une cautérisation par des substances chimiques ou par le thermo-cautère, à condition toutefois que les corps opto-striés ne soient pas trop profondément lésés.

A mesure qu'il avance, M. Ch. Richet devient plus affirmatif. Tout-à-l'heure, il parlait de l'effet hyperthermique comme se produisant *presque sans exception*. Il ne reste plus trace à présent de cette expression légèrement restrictive : c'est *invariablement* que l'effet se produit. Nous n'avons plus devant nous qu'une règle absolue. On dirait que l'auteur s'est laissé griser par son propre enthousiasme.

Mais voici que tout à coup, la scène change de nouveau.

Détournant un instant les yeux, de ses propres travaux, pour les reporter sur les observations d'autres chercheurs, il nous montre, Munk et Christiani, deux expérimentateurs émérites, *qui sont arrivés à des résultats absolument opposés aux siens.* Or, quand des observateurs également distingués disent, les uns oui, et les autres non, le public qui les écoute et les regarde ne sait plus à qui entendre, ni à quel saint se vouer .. Qu'il est donc malaisé, en vivisection, de trouver un fond solide, où poser sûrement es pieds !

Nous ne sommes pas au bout. On ne l'est jamais en vivisection, pas plus avec les expériences qu'avec les conclusions auxquelles elles conduisent leurs auteurs. Voici donc, pour faire suite aux opinions déjà relatées, *celle qui voudrait que les lésions superficielles eussent pour conséquence d'augmenter la chaleur jusqu'à la faire monter à 42°,2, tandis que les lésions profondes auraient pour effet de la diminuer jusqu'à la faire tomber à 37°, 36°, 35°, et plus bas encore.*

M. Charles Richet nous a dit que J. Tscheschinchin et Lewisky *étaient arrivés à des résultats opposés.* Il s'agissait, pour ces auteurs, de savoir quel effet avait, sur la température, la séparation de la moelle allongée d'avec le pont de varole. J. Tscheschinchin prétend que *cette opération a pour conséquence une augmentation de la température de l'intérieur du corps,* en même temps qu'un accroissement de l'excitabilité réflexe, et une plus grande fréquence de la respiration et du pouls.

Lewisky répète les expériences de Tscheschinchin ; voici à quoi il arrive : *Là où son prédécesseur a vu constamment s'élever la température, lui a constaté un abaissement non moins constant.* Du moins l'augmentation n'existait-elle — très minime, quelques dixièmes de degré — que lorsqu'à la suite de l'opération il se produisait des attaques convulsives (1).

Entre ces deux opinions extrêmes, il restait une position

(1) Pfluger's Archiv, Année 1870, p. 578-579.

intermédiaire à prendre. MM. L. Bruck et A. Gunter, élèves de Heidenhain — déjà cités — firent un certain nombre d'expériences pour essayer de concilier les résultats de Tscheschinchin et Lewisky, pour décider, tout au moins, lesquels, de celui-ci ou de celui-là, méritaient le plus de créance. Leur conclusion est que la section du cerveau à la limite du pont de varole et de la moelle allongée *peut* avoir pour conséquence une augmentation de la température du corps. Sur sept expériences,

DEUX ont, indubitablement, donné ce dernier résultat ;

QUATRE ont amené un abaissement de la température ;

UNE, enfin, s'est présentée dans des conditions telles qu'il n'a pas été possible de savoir s'il y avait accroissement ou diminution de la chaleur (1).

ET NUNC ERUDIMINI.

M. Ott admet l'existence d'*un centre de température qui aurait son siège dans le voisinage du corps strié.* Il a remarqué que si, après avoir trépané le crâne, on enfonce une aiguille à travers le cerveau jusqu'à la base, en différents points, la température s'élève pour retomber au bout de quelques heures. Vient-on à toucher un point à la partie antérieure du thalamus, *près du corps strié*, la température monte de trois à quatre degrés et demi (Fahr.) et se maintient ainsi pendant près de vingt-quatre heures (2).

Autres paraissent être les résultats des expériences de M. le Dr H. Girard (Fac. de Méd. de Genève). Il trépanait les crânes comme Ott, et enfonçait des aiguilles dans le cerveau. Mais, avec lui, l'hyperthermie se produisait particulièrement bien accentuée, *lorsque la lésion atteignait le corps strié dans sa partie médiane.* La température, au contraire, ne variait pas d'une manière sensible, si l'aiguille

(1) Pfluger's Archiv, Année 1870.
(2) Revue des Sciences Méd. A. 27. An. 86. p. 17.

passait en avant, ou en dehors du corps strié, ou encore lorsqu'elle n'en lésait que la partie externe, ou enfin, lorsqu'elle traversait les hémisphères cérébraux dans une direction horizontale, au-dessus des gros ganglions (1).

Chemin faisant, M. Girard *combat une des assertions de M. Charles Richet, affirmant qu'il n'a jamais remarqué l'hyper-excitabilité psychique dont cet auteur a parlé.*

Si M. Girard admet, comme un phénomène constant, l'hyperthermie qui survient après les excitations qui atteignent les corps striés, il ajoute cependant qu'*il ne l'a obtenue, dans ses expériences, ni aussi forte ni aussi prolongée que MM. Aronsohn et Sachs.* Il observe encore que chez le chien et le lapin, tout au moins, *les excitations mécaniques et électriques des hémisphères cérébraux n'amènent à leur suite aucune augmentation de température.*

En cela encore, il diffère d'opinion avec M. Ch. Richet qui affirme que l'*accroissement de température suit invariablement la lésion du cerveau,* quelle qu'elle soit, qu'il s'agisse d'une piqûre, ou d'une cautérisation.

Quant à la région calorigène elle-même, il la place des deux côtés, dans la convexité médiane du corps strié et dans les parties sous-jacentes jusqu'à la base (2). Je ne sais si M. Richet serait tout fait du même avis

Empoisonnements

M. le Dr J. Simon a étudié l'action physiologique comparée de la quinine, de la quinidine, de la cinchonine et de la cinchonidine. Ci-après la description textuelle d'une de ses expériences. Les phénomènes sont les mêmes, qu'il s'agisse, par exemple, d'un chien du poids de 12 kilos, sous la peau duquel on injecte de 75 centigrammes à 1 gramme de sulfate de cinchonine, ou d'un cobaye, auquel

(1) Arch. de Phys. An. 86, t. VII, p. 286.
(2) Archives de phys. An. 86, t. VII. p. 298.

on injecte, dans les mêmes conditions, 25 centigrammes de la même substance pour un poids moyen de 250 à 350 grammes, — observation faite toutefois que, proportionnellement à la masse du corps, *on injecte au cobaye une quantité de poison de dix à douze fois plus considérable qu'au chien.* Et quand, pour obtenir des effets semblables chez deux animaux d'espèces différentes, on est obligé d'employer des quantités de substance toxique variant, de l'un à l'autre, dans une proportion aussi énorme, on peut, dès à l'avance affirmer qu'il ne sortira rien de bon de pareilles expériences.

Voici maintenant la description : « Tristesse de l'animal, jactitation à laquelle succèdent bientôt l'immobilité avec fixité du regard, une certaine difficulté à se tenir debout et de l'ataxie motrice aussitôt que l'animal se met en mouvement ; puis survient une sorte de tremblement, ou plutôt de balancement latéral de la tête (manifeste surtout chez le cobaye), s'accompagnant de petites secousses spasmodiques de tous le corps, prélude d'une véritable crise convulsive ; tout à coup, en effet, l'animal pousse un cri initial (bien caractérisé en particulier chez le chien) tombe violemment sur le flanc, les quatre membres en raideur tonique, la tête en épisthotonos, et l'accès se poursuit en convulsions cloniques, avec claquement dentaire, écume à la bouche, et parfois même écume sanguinolente ; puis la période de rémission se fait du côté des phénomènes convulsifs, l'animal semble revenir à lui, avec le regard stupide et plus ou moins hagard, conservant toutefois un certain degré de parésie qui l'empêche de se remettre solidement sur ses pattes ; les mouvements respiratoires apparents, momentanément suspendus durant l'accès, reprennent avec une accélération anhélante ; s'il s'agit d'un chien, il pousse des aboiements offensifs qui semblent témoigner d'un véritable état hallucinatoire ; et si ce premier accès n'amène pas l'épuisement complet de la mort, l'animal reste, durant un intervalle plus ou moins long, dans une sorte de torpeur somnolente, à laquelle peut même se joindre, comme pour compléter le tableau de *l'attaque épileptique*, le ronflement.

« Mais bientôt survient un nouvel accès, caractérisé par la même succession de phénomènes, avec intermittence de plus en plus courte, car d'habitude, et lorsque la dose est mortelle, les accès deviennent subintrants jusqu'à la mort, laquelle se produit dans un laps de temps variable, mais qui, dans les conditions précédentes, ne dépasse guère deux heures (1). »

Inutile de rien ajouter à cette description. Ce qu'elle prouve de plus clair, c'est que les animaux meurent quand on les empoisonne. Ce qu'elle prouve encore, c'est que dans les laboratoires, on joue avec la vie et la souffrance comme avec une matière inerte. Et c'est ce qui est épouvantable.

On connaît le curare ; on sait qu'il paralyse absolument les mouvements des êtres auxquels on l'injecte. Or, ce poison si redoutable, on a essayé de l'utiliser dans le traitement de l'épilepsie, *certains médecins prétendent en avoir obtenu de bons résultats ; d'autres, au contraire, avouent qu'ils n'ont guère eu à s'en louer.* Sans doute, que le poison, en changeant de mains, change aussi de vertu.

MM. Bourneville et Bricon, qui l'ont expérimenté sur un certain nombre de malades, — vingt-et-un — sans grand succès, *ne pensent pas* « *qu'on doive maintenir le curare sur la liste des médicaments utiles dans le traitement de l'épilepsie* (2) ».

On entend parfois dire que les vivisections, c'est-à-dire les expériences variées à l'infini qui se font sur les animaux vivants, ont pour but, entre autres, d'éviter les expériences que, sans elles, il faudrait faire sur l'homme. On voit, par ce qui précède, que malgré les innombrables légions d'ani-

(1) Travaux du lab. de phys. de la Fac. de Méd. de Paris, 1885. p. 107, par le Dr J. V. Laborde.
(2) Revue des Sciences Méd. Année 1886. p. 245.

maux qui, d'année en année, sont sacrifiés au Minotaure de la physiologie expérimentale, l'homme n'en est pas moins *matière à expérimentation* pour cet messieurs. C'est qu'on a beau faire des essais par milliers de milliers sur les animaux, les réactions n'étant pas les mêmes d'une espèce à l'autre, moins encore d'une espèce quelconque à l'homme, il en résulte nécessairement que des conclusions qui seraient justes, appliquées à la série animale sur laquelle on a opéré, deviennent fausses ou au moins douteuses lorsqu'on les veut appliquer à une autre série ou à l'espèce humaine.

Dès lors, forcément, tout est à recommencer : l'homme, qu'on le veuille ou non, sert de jouet ou d'instrument aux tâtonnements incertains et chanceux de la science médicale. Cela n'est peut-être pas très gai, mais cela est inévitable avec les idées qui dominent actuellement. La mort, d'ailleurs, couvre de son voile lugubre et discret les expériences manquées — ou réussies ?! — qui se font soi-disant au nom et pour le plus grand profit de la vie. Un accident survient-il, on en est quitte pour recommencer avec d'autres sujets, matière inépuisable qui ne fera jamais défaut.

Encore un exemple avant de finir. En 1879, un savant allemand, Fahlberg, extrayait des produits de la houille un composé chimique, la saccharine, dont la valeur sucrante est deux cent quatre-vingt fois celle du sucre. Le nom scientifique de cette substance est : *acide anhydro-ortho-sulfamine benzoïque.*

Il était à supposer que le commerce ne tarderait pas à s'en emparer, et à remplacer partout le sucre par le nouveau produit. Dans ces conditions, il importait de s'assurer au plus tôt de l'action bonne ou mauvaise que son absoption pouvait exercer sur l'organisme.

Voilà nos savants à l'œuvre : MM. Aducco et Ugolino Mosso arrivent à des conclusions dont voici les principales:
— Les recherches faites sur les chiens démontrent que la

saccharine introduite dans l'organisme animal passe dans les urines sans subir aucune modification ; — La saccharine prise pendant une série de jours et à hautes doses *(jusqu'à 5 grammes à la fois)* ne manifeste aucune action sur les échanges nutritifs ; — *La saccharine est une substance parfaitement inoffensive tant pour l'homme que pour les animaux.*

M. le Dr Salkowski élève encore la dose de 5 grammes dont parlent MM. Aducco et Mosso. D'après lui, *un homme de force moyenne en pourrait ingérer impunément jusqu'à 10 ou même 20 grammes dans les 24 heures* — ce qui, comme valeur sucrante corresponderait à 2 kilogr. 800 gr. ou 5 kilogr. 600 gr. de sucre.

La manière de voir de M. le Dr Worms *diffère du tout au tout de celle de ses savants confrères.* Avec lui, il n'est plus question de 5 grammes de saccharine impunément ingérés dans l'espace d'un jour, encore moins de dix ou vingt. Il résulterait de ses observations que *des doses quotidiennes moindres d'un demi décigramme sont plus qu'il n'en faut pour provoquer des nausées, de l'inappétence, des maux de tête, des troubles d'estomac...* Jugez par là de la valeur de toutes ces expériences. Croyez, si vous le pouvez, que nous avons à nous féliciter de confier le soin de notre santé et de notre vie à de tels hommes ! Quoi ! on administre la saccharine en doses qui sont les unes aux autres comme 1 est à 100, à 200, ou même à 400 ! Et tandis que les moindres de ces doses offrent des inconvénients très graves, les plus fortes se montrent tout à fait inoffensives !

Faut-il s'étonner de ces énormités ? Hélas ! nous en avons tant vu... discussions sur le plâtrage du vin, sur l'acide salicylique, et combien d'autres encore ! (1)

Conclusion .

Les faits ont parlé. Leur langage me paraît suffisamment

(1) Petit Journal, 9 Juillet 1888.

clair pour justifier, et au-delà, le titre de sette brochure. Cependant ce que j'ai dit n'est qu'une partie, en quelque sorte infinitésimale, de ce que l'on pourrait, de ce que l'on devrait dire sur cette question. Si je m'en tiens à ce qui précède, c'est parce qu'une brochure ne doit pas dépasser certaines limites, et nullement faute de documents : j'en ai par devers moi un assez joli stock, qui tous témoignent, à l'envi, de la continuation des mêmes erreurs, des mêmes contradictions.

En réalité, ce n'est pas une brochure, c'est un ouvrage considérable qu'il faudrait écrire pour mettre au jour, ainsi qu'il conviendrait, tous les abus, tous les sophismes, toutes les assertions anti-scientifiques dont sont émaillés les travaux de nos physiologistes expérimentateurs, de nos vivisecteurs.

Aux faits, ajoutons quelques témoignages dont nul n'osera récuser la haute importance ni la valeur scientifique.

Cuvier considérait l'expérimentation, « comme troublant les phénomènes vitaux, au point d'en dénaturer les manifestations, et d'égarer celui qui cherche à en saisir l'essence. » — Il disait : « Toutes les parties d'un corps vivant sont liées ; elles ne peuvent agir qu'autant qu'elles agissent toutes ensemble : vouloir en séparer une de la masse, c'est la reporter dans l'ordre des substances mortes, c'est en changer entièrement l'essence. Les machines qui font l'objet de nos recherches ne peuvent être démontées sans être détruites ; nous ne pouvons connaitre ce qui résulterait de l'absence d'un ou de plusieurs rouages, et par conséquent nous ne pouvons savoir quelle est la part que chacun de ces rouages prend à l'effet total. »...

Et il ajoutait ces paroles remarquables : « Heureusement, la nature semble nous avoir préparé elle-même des moyens de suppléer à cette impossibilité de faire certaines expériences sur les corps vivants. Elle nous présente dans les différentes classes d'animaux presque toutes les combinaisons possibles d'organes ; elle nous les montre réunis deux à deux, trois à trois, et dans toutes les proportions ; il n'en est, pour ainsi dire, aucun dont elle n'ait privé quelque classe ou quelque genre, et il suffit de bien examiner les effets produits par ces réunions et ceux qui résultent de ces privations pour en déduire des conclusions très vraisemblables sur la nature et l'usage de chaque organe et de chaque forme d'organe. »

Dans son « *Système nerveux du corps humain* », Ch. Bell dit : « *Les expériences n'ont jamais conduit à des découvertes*, et un coup d'œil sur les travaux les plus récents de la physiologie nous montre que *la vivisection a perpétué plus d'erreurs qu'elle n'a confirmé de vérités trouvées par d'autres voies*. Un critique étranger voit dans mes découvertes une nouvelle preuve de la valeur de l'expérimentation animale ; elles sont, au contraire, des déductions de données anatomiques. Sans doute, j'ai dû, moi aussi, expérimenter, mais loin que ce fût pour m'éclairer moi-même, ce fut seulement pour convaincre ceux qui affectaient de s'opposer a l'éloquence de mes arguments anatomiques. Que cela me serve d'excuse! »

« *Je ne puis croire*, peut-on lire ailleurs, *que ceux qui se rendent coupables de nombreuses cruautés possèdent les aptitudes intellectuelles requises pour la découverte et l'appréciation des lois naturelles.* » (The life and labours of Sir Ch. Bell, By A. Pichot, London, C. Bentley. 1860).

Dans son intéressant livre : *Nos cruautés*, M. Blatin cite ces paroles attribuées à un Secrétaire perpétuel de l'Acamie de Médecine : « *Les vivisections sont des cruautés inutiles et qui sont indignes du haut enseignement.* »

Ces opinions d'hommes dont la compétence ne saurait être contestée, venant se joindre à des faits sans nombre qui en sont la plus ample justification, ces opinions nous sont une raison de plus pour nous élever avec la plus grande énergie contre les boucheries savantes dont les laboratoires de physiologie sont incessament le théâtre. Il est temps, il n'est que temps que l'esprit public se préoccupe d'un état de choses qui n'est pas seulement une honte, qui est un mal, un mal au point de vue moral, et un mal au point de vue de la science elle-même. Quels progrès n'eussent pas été réalisés, si tous les hommes de talent qui passent le meilleur de leur vie à déchiqueter des êtres vivants, pour les résultats que l'on sait, eussent consacré leur intelligence, leur âpreté au travail, leur persévérance, à l'étude des grandes questions dont la solution importe au salut de l'humanité !

Il est nécessaire de remédier à ce mal. Il faut rappeler les savants qui l'oublient au devoir, à la conscience. Il faut, si la réprobation des hommes de cœur ne suffit pas pour couper court aux vivisections, dont la pratique, depuis quelques dizaines d'années, s'étend et se propage comme une tache d'huile, il faut que la loi vienne restreindre, mieux encore, rendre impossibles, les cruautés qui, actuellement, se commettent sous le couvert de la science, avec la tolérance ou la complicité des gouvernements.

Lorsqu'un rustre maltraite ou brutalise les bêtes dont il a la charge, on s'indigne, on se révolte, parce qu'instinctivement l'on sent que « de toutes les lâchetés, la plus lâche est celle qui violente l'animal ». Mais si cet homme, sans instruction, sans éducation, mérite un châtiment, combien plus les vivisecteurs, qui n'ont pas l'ignorance pour excuse ! Sous ce rapport, on ne peut qu'être de l'avis de M. le comte Ag. de Gasparin, lorsqu'il dit : « Les cruautée de la science, systématiques et raffinées, partant de plus haut, exigent une plus vigoureuse répression que les cruautés de l'ignorance brutale. »

Imp. Watelet, Boulev. Edgar Quinet. 55

www.ingramcontent.com/pod-product-compliance
Ingram Content Group UK Ltd.
Pitfield, Milton Keynes, MK11 3LW, UK
UKHW022115070726
13613UKWH00003B/1074